KB060610

정신건강의학과 의사들이 알려주는

비만수업

OBESITY CLASS

정신건강의학과 의사들이 알려주는

비만수업

한국정신신체의학회 대표 저자 | 홍정완·송민규·하지현

시그마북스
Sigma Books

정신건강의학과 의사들이 알려주는

비만수업

발행일 2023년 8월 1일 초판 1쇄 발행
지은이 한국정신신체의학회 대표 저자 | 홍정완·송민규·하지현
발행인 강학경
발행처 시그마북스
마케팅 정제용
에디터 최연정, 최윤정, 양수진
디자인 김문배, 강경희

등록번호 제10-965호
주소 서울특별시 영등포구 양평로 22길 21 선유도코오롱디지털타워 A402호
전자우편 sigmabooks@spress.co.kr
홈페이지 http://www.sigmabooks.co.kr
전화 (02) 2062-5288~9
팩시밀리 (02) 323-4197
ISBN 979-11-6862-149-7 (03510)

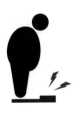

적정한 체중과
건강한 마음을 위해서

2020년 질병관리청이 국민건강영양조사 통계를 발표했는데, 우리나라 19 세 이상 남성 48%, 여성 27%가 비만으로 분류되었다. 이는 1998년의 남성 25%에 비교하면 거의 2배가 증가한 것이다. 다행히 여성의 비만율은 25~27%를 유지하고 있어 폭발적 증가를 보이지 않았지만, 남자는 2명 중 1명, 여성은 4명 중 1명이 비만으로 진단할 수 있는 수준의 체중 문제를 갖고 있는 것이다.

암과 같은 질환은 양성과 음성으로 나뉘지만 고혈압, 당뇨, 비만은 일정한 기준을 넘을 때 진단한다. 그러므로 체중이 조절되지 않거나, 가까스로 조절하고 있는 경우, 혹은 언제든지 건강에 문제가 될 수준의 비만 언저리에 있는 사람까지 포함하면, 매우 많은 사람들이 마음속에 살이 찌는 것에 대한 걱정을 갖고 살아가고 있다고 해도 과언이 아닐 것이다.

비만은 그저 살이 쪄서 보기에 좋지 않은 것만 말하는 게 아니다. 체질량지수 30 이상의 병적 비만은 세계보건기구 WHO에서도 주요 보건 문제로 규정하고 있고 '전 세계적 유행성 전염병'이라고 할 정도다. 또한 비만은 고혈압, 당뇨병, 허혈성 심질환의 주요 원인 중 하나로 지목되고 있다. 그러므로 어느 이상 체중이 증가했다면 적극적으로 체중 관리를 하기 위해 노력해야 한다. 다만 이걸 성공하는 경우보다 실패하고 좌절하는 경우가 더 많다는 것이 문제다.

일반적으로 자신의 체중은 본인이 가장 잘 안다. 어떤 사람은 먹방 유튜버 같이 아무리 먹어도 살이 찌지 않지만, 또 어떤 사람은 안타깝게도 새 모이만큼만 먹어도 자고 나면 체중이 증가한다. 타고난 체질이 그만큼 중요한 요소로 작용한다. 체중 조절은 타고난 체질과 평소의 식사와 운동 습관, 그리고 환경의 상호작용이 복합적으로 어우러져 있다. 그저 많이 먹고 적게 운동하고 의지가 약해서 살이 쪘을 뿐이라고 단순하게 말할 수 있는 게 아닌 이유가, 여기에 있다.

내가 평소에 오랫동안 유지하던 체중의 박스권이 깨지게 되면 이때가 위험신호이다. 이때부터 체중은 걷잡을 수 없이 증가하게 되는데 여기에는 노화, 호르몬의 변화, 식이습관의 변화, 스트레스 등이 복합적으로 작용한다. 이런 상황이 생기면 본격적으로 다이어트에 돌입한다. 그렇지만 만병통치 최고의 다이어트 방법이 없다는 것이 문제다. 누가 어떤 방식을 했다더라, 또 어디 가서 치료를 받고 몇 달 만에 몇 kg을 뺐다는 기사, 그럴듯한 유튜브, 누가 알려준 정보를 듣고 의욕을 갖고 해보지만, 매번 성공보다 실패의 쓴맛을 보게 되는 것은 자신을 제대로 파악하지 못한 채 의욕만 앞선 덕분이다.

그래서 정신건강의학과 의사의 역할이 필요하다. 정신건강의학과 의사는 마음 전문가이다. 어떤 좌절을 겪었는지 잘 알고 공감한다. 그리고 비만과 함께 발생하는 우울, 불안, 예민함과 같은 심리적 요인을 잘 다룰 수 있다. 더 나아가 비만치료에 가장 효과적인 인지행동요법에 능숙하다.

다이어트 센터나 심리 영역의 전문가와 다른 장점도 있으니, 그건 의사라는 것이다. 인간 몸의 구조와 생리 시스템에 정통하며 약물치료의 경험이 많다. 무엇보다 식욕 조절, 스트레스 시스템, 내분비계 피드백 시스템에 중요한 작용을 하는 뇌 작동 메커니즘에 대해 전문가들이다. 그런 면에서 정신건강의학과 의사는 체중 조절과 비만치료를 하는 데 최고의 조건을 갖고 있다고 생각한다. 여기에 더해 정신건강의학과 의사들은 폭식증과 거식증과 같은 식이장애 환자를 오랫동안 치료해왔다. 다이어트의 실패로 인해, 또 자신의 신체 이미지 왜곡으로 인해 폭식과 구토를 하고, 체중을 위험한 수준으로 줄여 건강에 위해가 되는 상황에 빠진 환자들을 회복시켜왔다. 그렇기에 사람들이 갖고 있는 비만에 대한 욕구와 환상, 더 나아가 좌절과 공포에 대해 그 어느 전문가들보다 잘 알고 있다.

비만의 문제는 현대 사회에서 실제 체질량지수가 매우 높은 이들의 현실적 치료만으로 국한되지 않는다. 항상 체중을 걱정하며 먹는 것과 운동에 많은 관심을 갖고 일상생활에 영향을 받는 거의 모든 이들의 관심사이자 생활의 주제이다. 문화적 측면에서 날씬한 체형을 유지하는 것은 성공한 사람, 자기관리를 잘하는 사람, 정신력이 강한 사람의 상징이 되었고, 뚱뚱한 몸매는 거꾸로 의지가 약하고, 게으르고, 자기관리를 못하는 사람이란 편견의 대상이 되는 면도 강하기 때문이다. 그래서 자기 체형에서 해낼 수 있는 기준 이상의 과도한 다이어트를 시도하다가 실패하고, 이로 인해 자존감이 저하되거나 심한 우울을 경험하는 사람들이 많다. 바로 이들을 정신건강의학과 의사들이 매일 진료실에서 만나고 있다.

이 책은 이러한 현실적 문제를 끌어안고 진료실에서 하루하루 환자들과 만나고 있는 정신건강의학과 의사들의 고민과 경험의 결과물이다. 몸과 마음의 상호작용과 그로부터 비롯되는 인간의 전체적 행복과 안녕을 추구하는 정신신체의학회에서 활동해온 일원으로서, 이 책은 오랫동안 체중 조절의 어려움으로 고생을 해온 분들에게 좋은 선물이 될 것이라 믿는다. 공부는 2가지가 있다. 하나는 지식을 얻는 것이고, 다른 하나는 몸으로 부딪쳐 경험해보는 것이다. 자전거에 대한 책을 아무리 많이 읽어도 직접 타보지 않으면 익히지 못하는 것과 같다. 무엇이든 잘 배워서 하면 다치지 않고 훨씬 능숙하게 할 수 있다. 책은 지식을 준다. 그러나 진정한 변화는 실천해보고 실패하며 몸으로 익혀나가는 것에서 시작된다. 둘은 별개가 아니라 함께할 때 강력한 힘을 발휘한다. 이 책이 건강한 체형을 만드는 힘들지만 보람된 과정의 방향을 제시하는 등대이자, 흔들리지 않게 해주는 주춧돌이 되기를 바란다.

정신신체의학회 이사장
하지현

차례

Part 1 ————————————————————
비만 이해하기

1교시 _ 비만의 원인

2교시 _ 비만 때문에 발생하는 문제들

3교시 _ 소아청소년 비만

4교시 _ 건강체형의 중요성

Part 2 ———————————
비만 극복하기

5교시 _ 운동요법

6교시 _ 식사요법

7교시 _ 약물치료

8교시 _ 인지행동요법

왜 정신과 의사들이
비만치료를 하려고 하나?

비만은 그 자체로 질환으로 정의된다. 하지만 다른 질환과 꽤 다른 측면들이 있다. 비만 자체뿐만이 아니라, 다른 내외과적 그리고 정신의학적인 질환과의 연관성이 상당히 높다. 또한 비만환자들은 스스로를 부끄러워하며 사회적으로 위축되고 고립된다. 다이어트 한번 해보지 않은 사람이 드물며, 누구나 날씬하고 멋진 몸매를 원한다. 다이어트를 위한 각종 식품과 의약품들, 그리고 체형관리를 위한 운동 및 기기들이 범람하고 있다. 그만큼 검증되지 않은 약제 및 식품, 기기, 시술과 잘못된 정보로 인한 피해 사례도 많다. 또한 단순히 체중만을 감량하기 위해 극단적인 방법을 사용해, 오히려 돌이킬 수 없을 정도로 건강을 해치는 일들도 종종 있다.

이러한 시대를 살면서 사람들의 마음을 살피고 함께 고민하고 치유를 돕는 정신건강의학과 의사로서 비만이란 무엇이며 비만의 심리사회적 영향을 살펴보고, 이를 어떻게 건강한 방법으로 치료해야 할지에 대한 고민을 하고 있다. 우리는 이를 조금 더 체계화하고 기록하며, 대중들에게 도움이 되고자 한다.

의학적으로 비만은 체질량지수[자신의 몸무게 kg을 키의 제곱 m²로 나눈 값]를 기준으로 삼는다. WHO는 체질량지수(BMI)가 25 이상이면 과체중, 30 이상이면 비만으로 정의한다. 하지만 우리나라를 포함한 많은 아시아 국가에서는 조금 다른 기준을 적용하는데 체질량지수 23 이상을 과체중, 25 이상을 비만으로 정의한다. 우리나라 대한비만학회 진료지침에 따르면 체질량지수 23~25를 비만 전 단계(과체중 or 위험체중), 25~30을 1단계 비만, 30~35를 2단계 비만, 35 이상을 3단계 비만(고도비만)으로 정의한다. 이러한 수치들을 기준으로 하는 이유는 일반적으로 심혈관질환, 제2형 당뇨병, 고혈압, 신장질환, 폐쇄성수면무호흡증, 골관절염 등의 유병률이 크게 증가하기 때문이다. 실제 연구결과에 따르면 우리나라 성인의 경우, 체질량지수에 따른 비만 관련 질환이 25를 기준으로 1.5~2배가량 증가한다.

국내에서 최근 10년간 비만 유병률은 꾸준히 증가하고 있다. 만 19세이상 국민 가운데 비만인 사람의 비율을 의미하는 비만율이 2020년에 38.3%로 집계됐다. 1998년 관련 통계 집계 이후 최고 수치다. 특히 1년 사이 비만율이 증가한 폭이 사상 최대를 기록한 것으로 조사되면서, 코로나19로 인해 국민 건강에 적신호가 커졌다는 분석이 나오고 있다. 통계개발원이 발표한 〈국민 삶의 질 2021〉 보고서에 따르면, 만 19세 이상 성인 비만율은 2020년 38.3%로 조사됐다. 비만율은 1998년 첫 집계 당시 26%였다. 이후 점진적으로 상승해 2016년 34.8%까지 올랐다. 2019년엔 33.8%까지 떨어졌지만, 이후 1년간 4.5%포인트나 올랐다. 1년간 비만율이 4.5%포인트나 상승한 것은 통계 집계 이후 처음이다.

특히 과거의 비만율이 35% 미만이었던 점을 고려하면 2020년 비만율

〈도표 1〉 2001~2020년 우리나라 비만율

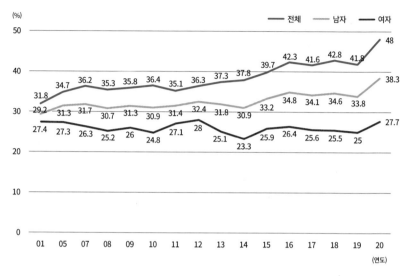

• 2005년 추계인구를 기준으로 연평 표준화한 수치로, 비만율은 체질량지수(BMI)가 25 이상인 사람의 비율
• 자료: 질병관리청, 국민건강영양조사

증가폭은 급격했다. 비만율 급증의 원인으로는 코로나19로 인한 재택근무와 원격학습의 확산이 꼽힌다. 특히 외부활동이나 운동시설의 이용이 어려워지면서 국민 전체적으로 활동량이 감소했고, 그 결과 비만율이 증가했다. 성별에 따라 나눠보면 남성의 비만율은 2019년 41.8%에서 2020년 48%로 6.2%가 증가했다. 여성의 비만율은 25%에서 27.7%로 2.7%가 올랐다. 남성의 비만율 증가폭이 여성보다 2배 수준으로 높았던 것이다. 남성의 비만율은 2020년이 사상 최고였고, 여성의 2020년 비만율은 전년도보다는 상승했지만 2012년 28%보다는 낮았다. 연령별로 보면 30대의 비만율이 41.6%로 가장 높다. 19~29세의 비만율은 32.6%, 40대 39%, 50대

40.2%, 60대 41.1%, 70세 이상은 35.3% 등으로 집계됐다.

통계에서 나타나듯이 우리가 비만의 시대에 살고 있는 것은 분명하다. 그렇다면 비만은 왜 생길까? 이는 뒤에 나오는 1교시에서 살펴보겠지만, 비만의 90% 이상을 차지하는 원발성 비만의 원인으로는 연령 및 성별, 유전적 요인과 식습관, 생활습관, 스트레스를 비롯한 심리적 요인, 사회경제적 요소가 포함된다. 비만은 이러한 다양한 위험요인이 동시에 관여하는 경우가 많아 어느 한 가지만으로는 설명하기 어려운 복합적인 특성이 있다. 비만은 단순히 내과적인 질환이 아닌 유전적인 요인과 환경적인 요인의 상호작용에 의해 나타나는 복합적인 질환이며, 유전, 생리, 대사 등의 생물학적 요인과 정서, 행동, 사회, 문화 등 심리사회적 요인의 복합적인 작용으로 초래되는 생물심리사회적 질환이다.

사실 이러한 질병 모델은 정신의학적 질환에서도 적용되는 이론이다. 생물심리사회 모델은 동일한 질환이 여러 다른 원인에 의해 유발될 수 있다는 점을 인정한다. 즉 같은 질환이라 하더라도 그 유발 요인이 다를 수 있다는 것이다. 예를 들어 정신질환 중 하나인 특정 공포증의 경우 어떤 사람은 외상적 경험을 통해 생길 수 있으나, 또 다른 사람은 발달 과정에서 경험한 개인적 환경 요인의 영향을 받아 발병할 수 있다.

이처럼 동일한 증상을 나타내는 질환이라도 강렬한 한두 가지 요인에 의해 유발될 수도 있고, 여러 요인이 복합적으로 작용하여 유발될 수도 있다. 또한 생물심리사회 모델은 동일한 요인이 다양한 결과를 유발할 수 있다는 점을 인정한다. 예를 들어 어린 시절의 아동학대 경험이 어떤 개인에게는 성인이 되어 반사회적 성격장애를 형성하는 강력한 원인이 될 수 있고, 다른 개인에게는 우울증이나 성기능 장애를 일으킬 수 있으며, 또 다른 개인에게는 아무런 정신질환도 일으키지 않을 수 있다. 이는 같은 요인이라도 생물학적, 심리학적, 사회적인 요인들과 복잡하게 상호작용하여 서로 다른 다양한 결과를 나타낼 수 있음을 의미한다.

의사로서 이러한 모델로 환자를 대하고 치료할 때는 서로 다른 접근법과 태도가 필요하다. 암 진단을 받은 환자의 경우 조직검사, 피검사 및 각종 영상검사 등을 통해 암의 병기를 정하고 그에 따라 수술, 항암화학치료, 방사선치료 등 정해진 치료법대로 치료를 하면 된다. 물론 환자 개개인마다 맞는 치료법이 있지만, 기본적으로 시행하는 매뉴얼이 있는 것이다.

하지만 정신질환에서는 어쩌면 환자의 취향에 맞는 게 더 중요할 수 있다. 때론 우울증, 비만으로 인한 환자의 고통에 진심으로 공감하며 우울증 극복과 체중 감량을 위한 노력의 끈을 놓지 않도록 하는 것이 더 필요할 수 있다. 친구들에게 따돌림을 당하며 죽고 싶어 자해하는 어린 환자, 남편과의 사별 후 삶의 의미가 없다며 따라 죽고 싶다는 중년 환자, 자녀들이 자신의 재산을 가지고 싸워 그동안의 삶이 헛된 것 같다며 죽음을 생각하는 노년 환자에 대한 접근과 치료가 다 달라야 할 것이며 실제로 그렇다.

이러한 원리가 비만에도 적용된다. 비만환자를 일률적으로 볼 수 있을까? 그렇지 않다. 아이를 낳고 증가한 체중이 빠지지 않아 체질량지수 31인 45세 여자 A 씨, 학교에서 뚱뚱하다고 놀림을 받아 대인기피증이 생긴 체질량지수 31인 중학교 2학년 B 군, 운동선수로 근육량이 많아 체질량지수가 31인 27세 남자 C 씨, 그리고 이혼 후 스트레스를 받아 폭식 및 자해를 하며 1년간 20kg이 증가해 체질량지수가 31인 35세 여자 D 씨가 있다고 하자. 이들에게 BMI가 31이라는 이유로 같은 약을 주고, 동일한 기간 동안 동일한 %의 체중을 감량하는 것을 목표로 하지는 않을 것이다.

말이 나온 김에 비만과 정신의학과의 관련성에 대해 살펴보도록 하자.

비만은 흔히 기분장애, 불안장애, 식이장애, 성격장애, 공황장애 등을 동반한다. 우울증이 가장 흔하고 불안장애가 두 번째다. 주요 우울장애는 비만의 발생을 예측할 수 있고, 비만이 우울증을 유발하기도 한다. 또한 성공적인 체중 감량이 우울증의 심각도를 감소시키며, 또한 우울 증상의 존재가 체중 감량의 성공률을 떨어뜨린다. 따라서 비만환자에게 식이장애(폭식) 동반 여부가 중요하다. 지속적인 식이제한은 폭식의 유발 인자일 수 있으며, 폭식은 비만과 다르게 폭식 삽화(일정 시간, 예를 들어 보통 2시간 이내에 대부분의 사람이 유사한 상황에서 동일한 시간 동안 먹는 것보다 많은 양의 음식을 먹는 상황)와 함께 우울감 및 자기 비하 사고가 뒤따른다. 폭식 증상이 비만환자에게서 발견될 때는 비만하지 않은 환자들과 달리 폭식 후 구토 행위가 거의 없기 때문에, 폭식으로 인한 체중 증가도 고려해야 한다.

비만과 우울증에 대해서 잠시 살펴보자. 비만과 우울 증상은 서로 영향을 준다. 우울 증상은 흔히 식욕 증가 및 체중 증가로 나타나기도 하며, 신체적 활동의 감소를 초래해 비만의 위험을 높이기도 한다. 우울 상태는 폭식의 효과로 인해 체중 증가의 위험을 높이며, 기분장애 및 불안장애를 위한 치료 약물 역시 체중 증가를 초래할 수도 있다. 비만 역시 정신과적 질환의 위험도를 높이기도 하는데, 특히 비만에 관한 사회적 편견은 여성에게 종종 우울 증상을 야기한다. 비만이나 비만과 연관된 만성질환으로 인해 활동이 제한되면, 즐거움을 주는 여러 활동들에 참여하는 것이 어려워져 우울증의 위험도를 높이기도 한다. 특히 여성 비만환자는 대인관계에서 거절에 대해 민감하게 반응하기도 한다.

다음은 비만의 심리사회적 요인 및 정신사회적 특성을 살펴보자. 우리 사회는 비만에 대해 부정적이다. 의지 및 자기 조절이 부족한 개인에게 비만에 대한 책임이 있다고 생각한다. 그 결과 환자들은 자신들이 이해받지 못하고 있다고 느끼게 되며, 무시받고 차별받고 거부당했다고 느낀다. 심지어 비만환자들은 다른 비만환자들에 대해 부정적 태도를 보이기도 한다. 연구결과들에 의하면 비만환자들은 상대적으로 이성적인 매력이 떨어진다고 여겨지고, 직장 승진에도 불이익이 있고 수입도 더 적다고 알려져 있다. 이들은 사회적 상황에서 사람들과의 부정적인 경험을 회피하면서 사회적 위축을 보이고, 사회로부터 거부당한다고 느끼며, 심각한 정서적·심리적 문제들을 경험하기도 한다.

비만과 정신질환과의 상관관계를 살펴보자. 비만환자들은 사회적 편견뿐만 아니라 비만 자체에 대한 반응으로 낮은 자존감을 보이게 된다. 내과적·외과적 합병증보다 비만으로 인한 정신병리가 비만의 가장 심각한 부작용이라고 보는 경우도 있다. 따라서 비만의 심리사회적 결과들을 이해하는 것은 비만환자를 치료하는 데 중요한 시사점을 제공하며, 비만치료자와 환자들 모두 이를 염두에 둬야 한다. 비만의 심각도가 크지 않을 경우에는 비만의 심리사회적 문제가 신체적 문제보다 삶의 질에 더 큰 영향을 주기도 한다. 비만환자들의 심리사회적 특성을 조사하는 것은 치료 후 체중 감량에 성공하거나 실패할 것으로 예측하는 변수를 확인하기 위한 수단이라는 점에서도 중요하다.

비만환자들은 다양한 성격적 특성을 보인다. 대인관계에 있어 민감하지만 공격적인 감정을 표현하는 데 어려움을 느끼는 경우가 많다. 성격적 미성숙함과 충동 조절의 어려움이 수많은 비만환자들에게서 관찰된다. 충동조절의 어려움은 과식과 폭식으로 나타날 수 있으며 감정, 사고, 행동을 조절하는 능력의 장애로 설명할 수 있다. 스트레스에 대한 대처 행동의 관점에서 보면, 비만환자들은 상황을 회피하거나 기다려보는 등의 수동적인 반응 양식을 많이 보인다. 또한 대인관계에 대한 신뢰가 부족하고 친밀감

〈도표 2〉 비만에 대해 부정적인 사회

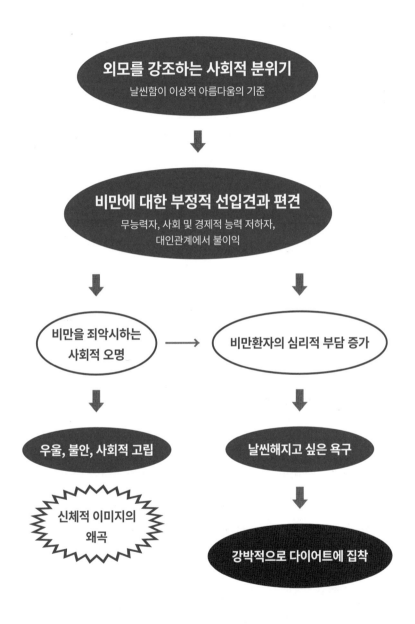

• 자료: Psychiatric Approach in the Treatment of Obesity Won Sub Kang, Jong Woo Kim 대한비만학회지: 제19권 제3호 2010

이 떨어져 있을 가능성이 높고, 다양한 신체 증상을 호소하는 경향이 많다. 건강습관 측면에서 일반적으로 대부분의 비만환자들은 그렇지 않은 이들보다 덜 운동하고, 더 먹는다. 정서적 불편감에 대한 반응으로 더 먹기도 한다.

그렇다면 비만을 어떻게 치료할까? 그리고 치료의 목표는 과연 무엇이 되어야 할까? 비만의 치료 방법으로는 식이요법, 운동요법, 약물요법, 인지행동요법, 그리고 수술요법 등이 있다. 각각의 치료법에 대해서는 뒤에서 자세히 살펴볼 것이다. 어느 한 가지 치료법만 적용하는 것이 아니라, 일반적인 경우 주요법과 보조요법 등으로 비중의 차이를 두고 두세 가지 치료법을 함께 적용한다. 기본적으로는 행동치료를 포함한 식사 조절과 운동치료의 병합치료를 한다. 여기서 행동치료란 비만환자의 부정적인 행동을 수정하고 생활습관을 교정하는 것은 물론, 비만과 관련된 부정적인 태도, 신념, 정서, 관계상의 문제 등 심리사회적 영역의 교정 및 변화까지를 포함하는 통합적인 접근을 가능하게 하는 방법이다.

약물요법과 인지행동요법은 정신건강의학과 의사들에게 매우 친숙하다. 대부분 정신질환에서 약물치료와 인지행동치료를 병행한다. 우울증의 경우 부정적인 감정을 줄이고 긍정적인 감정을 유발할 수 있도록 세로토닌, 도파민, 노르에피네프린 등의 신경전달물질과 관련된 약물을 사용하면서도, 나 자신과 세상 그리고 미래에 대한 환자의 부정적인 생각에 대해 다루며, 행동일지를 통해 행동을 관찰하고 증진시킬 수 있도록 돕는다. 공포증의 경우도 마찬가지이다. 불안을 줄이거나 생기지 않게 약으로 도우면서도, 적절한 이완과 함께 점진적으로 공포 상황에 대한 노출 강도와 빈도를 증가시키며 이를 극복하도록 돕는다.

비만치료에 사용되는 약물 대부분은 뇌와 척수를 중심으로 한 중추신

〈도표 3〉 비만의 예방과 치료 방법

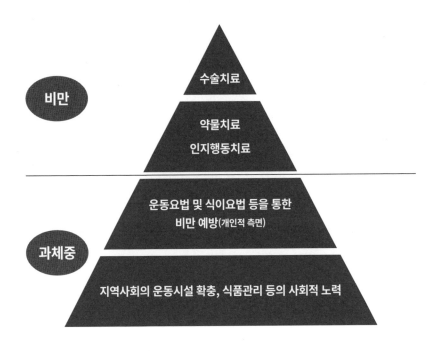

경계에 작용한다. 이들은 정신건강의학과에서 사용하는 약물들과 마찬가지로 도파민, 세로토닌, 노르에피네프린, 글루타메이트 등의 신경전달물질과 관련하여 작용한다. 따라서 정신건강의학과에서는 비만 약물을 복용하다가 급격한 기분 변화나 환각, 망상 등의 부작용을 경험하는 환자들을 종종 보게 되며 정신의학적으로 적절하게 치료할 수 있다. 정신건강의학과 전문의들은 이러한 약제의 작용과 부작용에 대해서도 잘 알고 있을 수밖에 없다.

비만의 장기적인 치료에서 가장 어려운 점은 치료 효과를 유지하는 것이다. 행동치료 및 약물치료로 5~10%의 체중 감량을 달성할 수 있고, 이 정도 감량으로도 혈중 콜레스테롤, 혈압, 혈당 및 기타 건강상 지표들의 임상적 개선을 동반할 수 있다. 하지만 일단 치료가 중단되면 감소했던 체중이 다시 증가하는 요요현상이 많다. 따라서 비만의 장기적인 치료에서 약물치료에 대한 지속성(환자 순응도)은 떨어지며, 약물로 인한 부작용 및 임신의 경우처럼 약물치료가 힘든 경우가 있어 약물치료보다는 인지행동치료에 대한 관심이 높아지고 있다. 즉 초기에 적절한 약물 사용 등의 방법으로 체중을 감량할 수는 있지만, 이를 유지시키는 것이 어렵다.

인지행동치료는 비만환자의 심리사회적 특성을 고려한 행동치료와 가족을 비롯한 환경을 변화시키기 위한 개입을 의미한다. 우리나라 대한비만학회 2012년 비만치료 지침에서도 행동치료를 체중 감소와 감소된 체중유지에 효과가 있는 비만치료의 핵심으로 소개하고 있다. 행동치료는 생활습관, 생활양식의 변화라는 비만치료의 궁극적인 목표를 달성하도록 하며, 식사치료 및 운동치료를 위한 방법론을 제시하기 때문에 비만치료 전과정에서 병합되어 사용될 때 효과적이다. 행동요법의 가장 기초가 되는 것은 자기관찰이다. 이는 환자로 하여금 변화가 필요한 태도, 행동, 습관의 항목들을 면밀히 파악하게 하여 치료의 지침을 세우게 할 뿐만 아니라, 치료 과정에서 환자가 주체적이고 적극적으로 참여하도록 하는 측면에서 매우 중요하다.

이러한 관찰 및 행동 분석과 교정 역시 정신건강의학과 치료에서 주로 사용되는 방법이다. 반복되는 자해행동, 중독행동뿐 아니라 파탄적인 대인관계 패턴을 분석하고 이를 끊어내어 새로운 삶을 살기 위한 첫걸음이 행동과 감정에 대한 관찰 및 기록이다. 이를 토대로 목표와 적절한 보상을 설정하며 뒤에서 소개할 적절한 기법들을 통해 행동변화와 함께 궁극적으로는 삶의 변화를 이끌어내는 것이다.* 비만치료 역시 그 목표가 단순한 체중 감량이 아니라, 감량한 체중을 유지하면서 비만과 관련된 좋지 않은 생활습관과 인지를 교정하여, 궁극적으로는 환자가 이전과 다른 삶에 대한 태도와 행동을 보이도록 하는 것이 되어야 할 것이다.

비만은 다양한 정신과적 문제와 연관이 있으며 심리사회적 특성으로 인해 치료에서도 고려해야 할 부분이 많다. 비만환자들은 비만으로 인한 신체적·심리사회적 결과들로 인해 고통받고 있고, 편견과 차별에 노출되기 쉬워 거부에 대한 두려움 및 죄책감 등의 정신과적 증상에 대한 평가 및 치료가 필요하다. 비만의 치료에서 인지행동치료가 장기유지치료에 유의한 효과가 있으며, 여기에는 환자의 성격 특성 및 인지 방식에 대한 이해가 필요하다. 비만치료의 장기적인 효과를 개선하기 위해서는 치료 후 체중이 다시 증가하는 것에 대해 고려해야 하는데, 이는 인지적 요인 및 불분명한 치료 목표의 성립이 주된 원인이다.

따라서 비만치료에 있어 비만환자의 인지적 특성 및 심리사회적 특성에 대한 고려를 포함한 정신의학적 접근이 필요하다. 기분장애뿐 아니라 다른 정신과적 질환 역시 체중 증가와 관련이 있다. 비만치료 약물의 상당수는 중추신경계에 작용하며, 이는 정신과 약물들의 작용 기전과 많이 연관되어 있다. 인지행동치료 역시 비만치료의 중요한 축이며, 이는 체중 감량과 건강한 체형 유지를 위한 환자의 생활습관과 삶의 방식에 영향을 미칠 수 있다. 이것은 정신의학적 질병 모델과 정신의학적 질환에서 많이 사용되는 치료법으로 정신건강의학과 의사의 전문 영역이다.

---

* 행동변화 초기에는 그 결과가 미미하다. 어느 정도 행동변화가 누적되어야 현실에서 대인관계의 회복과 중독행동과의 단절이 이루어질 수 있다. 비만치료도 마찬가지이다. 식이요법과 운동요법을 일주일간 했어도 눈에 띄는 체중과 체형의 변화는 없을 것이다. 이때 스스로를 격려하기 위해 살이 빠지면 입을 옷을 사는 등 자신에게 주는 선물(인위적인 강화물)을 주는 것도 좋은 방법이다. 이후 눈에 띄는 체중의 변화를 통해 주위 사람들로부터 긍정적인 반응(자연적인 강화물)을 얻기까지 지속적인 격려를 해주는 것이다.

OBESITY

——— Part 1 ———
비만 이해하기

CLASS

1교시

비만의 원인

비만의 원인은 단순하게 정의할 수 없다. 100명의 비만환자가 있다면, 100개의 이유가 있는 것이다. 그리고 개개인의 비만 원인은 한 문장으로 정의할 수 없다. 소우주와 같은 사람의 몸은 그렇게 단순하지 않기 때문이다. 1교시에서는 우리가 단순히 '살이 쪘다'라고 인식하는 비만이 얼마나 다양한 원인에 의해 발생하는지 정리한다. 그렇기 때문에 다이어트 시장에서 불특정 다수를 대상으로 하는 '처방'이 위험한 것이다. 비만환자 또한 자신의 상태를 정확히 이해해야만 건강한 체형을 만들 수 있다.

비만에 관여하는
호르몬과 뇌인자들

호르몬이나 신경전달물질은 뇌와 신체 전반에 걸쳐 생리적 요인을 조절하는 중요한 물질이다. 몇 가지 중요한 신경전달물질과 그 조절 인자에 대해서 설명하고자 한다.

오렉신, 렙틴, 그렐린

오렉신(Orexin 혹은 Hypocretin)이라고 부르는 물질은 시상하부에서 분비된다. 뇌의 중뇌-변연계(mesolimbic pathway) 부분은 동기와 보상에 영향을 주는 뇌 부위인데, 오렉신이 여기에 작용하여 음식을 찾는 행동을 하게 만든다. 오렉신 결핍이 있는 환자에게서 비만이 더 많이 나타난다는 연구도 있다. 또한 오렉신은 수면과 각성 상태에도 영향을 주는 호르몬인데, 기면증은 오렉신의 결핍으로 인해 각성 상태를 지속적으로 유지하지 못하고 발작적으로 수면에 빠지게 되는 병을 말한다. 이렇게 오렉신은 수면과 식욕에 큰 영향을 주는 물질이다.

이러한 오렉신을 조절하는 호르몬으로 렙틴과 그렐린이라는 물질이 있다. 우선 렙틴은 지방세포에서 분비되는 펩타이드 호르몬이다. 지방의 축적이 늘어나면 지방세포의 렙틴 분비가 늘어나면서 시상하부에 신호를 보내게 된다. 그동안 축적한 영양분을 분해하여 에너지 대사 과정으로 유도하는 이화작용(Catabolic effect)을 촉진하게 된다. 렙틴은 오렉신의 작용을 억제하여 음식에 대한 욕구도 줄이게 된다.

그렐린은 위장관에서 분비되는 호르몬이다. 배가 고픈 상태에서 분비가 증가하며 음식을 섭취하고, 영양소를 축적하고 이를 체내에 저장하는 동화작용(Anabolic effect)를 보인다. 또한 그렐린은 시상하부에 작용하여 오렉신을 분비하도록 하고 음식에 대한 욕구를 증가시키게 한다.

세로토닌과 도파민

세로토닌은 기분, 수면, 소화기계 기능, 성욕 등 다양한 영역에서 우리 몸의 기능을 조절하는 역할을 한다. 세로토닌 수용체는 뇌, 장, 심장, 혈소판 등 몸의 여러 부위에서 발견되며 많은 종류의 수용체가 존재한다. 우리 몸의 세로토닌 수용체 90%는 장에 분포한다. 세로토닌은 소화기 계통의 기능을 조절하는데 중요한 역할을 하며, 세로토닌의 분비 증가가 소화를 촉진하고 식욕을 줄이는 역할을 한다. 뇌에도 세로토닌 수용체가 상당수 분포하는데, 세로토닌 결핍은 우울, 불안, 불면, 성욕 저하 등과 연관이 있다. 세로토닌은 식욕 조절에도 관여하는데, 여러 단계를 거쳐 결국 시상하부에 작용하여 식욕을 줄이고 음식 섭취를 줄이는 역할을 한다. 일부 환자는 세로토닌 결핍으로 인한 식욕 증가와 폭식을 보이는 경우도 있다. 이런 환자들에게 플루옥세틴과 같은 세로토닌을 증가시키는 역할을 하는 항우울제는 식욕을 억제하고 폭식을 감소시키는 효과를 보인다.

도파민은 동기, 에너지, 보상 및 중독행동과 연관된 신경호르몬이다. 도파민도 식욕에 영향을 줄 수 있다. 배고픔을 느끼면 여러 가지 신호에 의해 뇌에서 도파민을 생성하게 되고, 도파민은 음식을 섭취하도록 동기를 불러일으키게 된다. 그러면서 음식을 섭취하여 포만감을 느끼게 되면 도파민 분비를 감소시켜 식욕을 줄어들게 한다. 이러한 되먹임 효과가 정상적으로 작동하게 되면 자연스럽게 배가 고프면 먹고, 배가 부르면 더 이상 먹지 않으며 체중도 조절이 된다.

하지만 어떤 사람에게는 이런 자연스러운 되먹임 효과가 제대로 작동되지 않는 경우가 있다. 특히 고농도의 높은 당이나 지방을 함유한 음식은 사람에게 강한 쾌락과 보상을 느끼게 만드는데, 이런 보상에 길들여진 사람은 배가 고프지 않아도 스트레스 상황에서 이런 음식을 찾게 된다. 이를 갈망에 의한 식이행동이라고 한다. 이 경향은 스트레스와 부정적 정서에 만성적으로 노출된 사람에게 더 빈번하다. 강한 갈망과 보상에 의한 식습관은 동일한 양의 음식이나 같은 종류의 음식으로는 점점 그 쾌락이 줄어들며, 더 강한 쾌락을 느끼기 위해 더 자극적인 음식, 더 많은 음식을 섭취해야만 한다. 따라서 비만을 일으킬 수 있다.

원인에 따라 분류되는 비만의 종류

비만은 1차성 비만과 2차성 비만으로 나눌 수 있다. 1차성 비만은 예전부터 단순성 비만으로 부르는 비만을 말하는데, 전체 비만의 90%를 차지한다. 한 가지 원인으로 설명할 수 없으며 여러 요인들이 복합적으로 작용하는 것을 의미한다. 2차성 비만은 내분비질환이나 유전질환, 약제 등의 뚜렷한 원인이 있는 경우를 말한다.

1차성 비만

가장 첫 번째 원칙은 에너지 섭취가 증가하고 에너지 소비가 감소하면 체중이 증가한다는 것이다. 하지만 같은 조건에서도 어떤 사람은 체중이 증가하며, 어떤 사람은 그렇지 않다. 따라서 비만에 미치는 요인은 단순히 많이 먹고 적게 움직이는 것에만 있지 않고 여러 요인이 있으리라고 추측한다. 유전적 요인, 성별, 나이, 식습관, 음식 종류, 생활습관, 수면, 심리적 요인 등 다양한 요인이 상호작용할 것으로 추측한다.

유전적 요인

1차성 비만에서 유전적 요인은 그 비중이 가장 높다고 볼 수 있다. 입양아를 대상으로 한 연구에서 체중은 길러준 부모와는 관련이 없었고, 생물학적 부모와 연관이 높았다. 쌍둥이 연구에서도 일란성 쌍둥이가 이란성 쌍둥이보다 체질량지수의 연관이 더 높았다. 그러므로 유전적 요인이 환경적 요인보다 좀 더 중요한 인자라고 볼 수 있다.

하지만 비만은 단일한 유전자, 한두 가지만의 유전자로만 설명할 수 없다. 전장유전체연관분석(Genome-wide association studies, GWAS)을 통해 많은 사람들을 대상으로 유전자 연구를 수행했는데, 여기에서 비만과 관련된 유전자가 약 100개 이상으로 나타났다. 하지만 이러한 유전자들이 정확하게 어떤 방식으로 유전이 되는지, 어떤 기전을 통해 영향을 미치는지까지는 규명되지 않았다. 다양한 유전자들이 환경적 요인과 상호작용하며 비만에 관여하는 것으로 보인다. 많이 먹고 적게 활동하면 비만의 위험성이 대체로 높아지지만, 유전적 원인이 강한 사람은 적게 먹거나 많이 움직여도 비만일 수 있다.

연령과 성별에 따른 요인

● 소아기 비만

소아기 비만은 지방세포를 증가시키는 특징이 있다. 소아기 비만의 경우 비만이 아닌 사람에 비해 지방세포 숫자가 5배나 많다. 소아기부터 비만인 경우 지방세포의 숫자 자체를 줄일 수 없기 때문에 체중 조절이 더욱 어려우며, 성인기 비만의 위험요인이 된다. 성장하면서 이상지질혈증, 당뇨병,

고혈압으로 이어질 위험도 높다.

소아기 비만은 1세 미만의 영아, 5~6세의 어린이, 청소년에게 생기는 경우가 많으며 유전적·환경적 요인의 영향을 받는다. 유전적 요인으로는 부모의 비만 여부가 있는데 부모 중 한 사람이라도 비만이라면, 그 자녀가 비만일 확률은 4~5배가 높아진다. 좋지 않은 식습관도 영향을 미치는데 비만이 아닌 경우에 비해 과식을 하고, 기름기가 많은 음식을 먹거나, 식사 속도가 빠른 경향이 있다. 운동 부족과 같은 생활습관도 비만의 가능성을 높일 수 있다. 모유수유는 이러한 소아기 비만의 위험을 낮춰주는 편이다.

● 노년기 비만

어릴 때 나타나는 비만도 있지만, 나이를 먹으면서 생기는 비만도 있다. 나이가 들면 생리적으로 근육이 감소하고 지방이 증가한다. 나이를 먹으면서 점점 안정시 대사율이 감소하는데, 그 원인은 근육이 감소하는 것도 있으며 신체활동이 줄어드는 것도 있다. 지방량이 증가하는데 이는 대부분 복부지방이 차지한다. 특히 복부비만은 인슐린저항성을 유발하며, 대사증후군에 취약하게 만들어 다른 합병증을 유발하게 된다.

● 성호르몬의 역할

여성의 경우 폐경을 전후로 체중 증가가 뚜렷해지는데, 통계적으로 대략 45세 이후부터는 증가 경향이 생긴다. 여성의 경우 단순히 나이를 먹는 것뿐만 아니라 여성호르몬의 변화도 체중 증가에 영향을 준다. 여성호르몬은 지방세포 분해와 연관이 있는데, 여성호르몬 감소가 지방세포에서의 렙틴 분비 감소와 지단백질 지질분해효소(lipoprotein lipase) 증가로 인해 내장지방을 증가시키는 영향을 준다. 또한 월경 주기 중 황체기가 안정시 대사율이 더 큰데, 폐경으로 인해 황체기가 줄어들기 때문에 이로 인한 대사율이 감소되는 것도 영향을 준다.

식사습관 및 음식의 종류

식사습관도 비만의 한 요인일 수 있다. 대표적으로 짧은 시간 동안 빠르게 먹는 습관이다. 식사를 하면서 섭취하는 음식물로 인해 충분히 배고픔이 사라지면 이를 뇌에서 인지하고 식사를 중단한다. 그런데 짧은 시간 내에 빠른 식사는 포만감을 느끼기 전에 이미 많은 양의 음식물을 섭취하게 되기 때문에 과식하는 경향이 있고, 이로 인해 비만에 영향을 줄 수 있다.

섭취하는 음식의 종류도 비만의 요인이 될 수 있다. 흔히 말하는 고열량 음식인 아이스크림, 치즈, 설탕, 지방의 함량이 높은 음식 등의 많은 섭취가 비만과 관련성이 높다. 특히 설탕과 같은 단순당이 들어 있는 음식은 중독이 되는 경향이 있어, 점점 더 갈망하게 되는 특성이 있다.

생활습관

생활습관은 여러 가지인데, 신체적 활동 여부, 흡연, 음주, 수면 패턴 등의 다양한 요인이 비만에 영향을 줄 수 있다. 신체적 활동이 적으면 에너지 소모가 줄어들 수밖에 없다. 흔히 여가시간에 TV나 스마트폰을 보면서 쉬는 경우가 많은데, 과도하면 비만과 당뇨병 발생의 확률을 높일 수 있다. 연구결과에 따르면 2시간 이상의 TV 시청은 비만 위험도를 23%, 당뇨병 위험을 14% 증가시킨 것으로 나타났다.

수면 패턴

생활습관 중 수면 패턴도 비만에 영향을 준다. 연구에 따르면 수면이 6시간보다 적어지면 체중 증가 경향이 있다고 한다. 오렉신이라는 시상하부에서 분비되는 신경 펩타이드 호르몬과 이를 통해 렙틴을 감소시키고 그렐린을 증가시키는 기전을 통해 식욕을 증가시켜 비만에 이르게 할 수 있다고 한다. 잘 생각해보면 밤에 안 자면 자꾸 뭔가를 먹고 싶어지는 경우가 많은데, 아마 이러한 기전이 있을 것으로 추측한다.

심리적 요인

스트레스도 식사습관에 영향을 준다. 모든 사람들이 스트레스를 받으면 과식을 하게 되는 것은 아니다. 스트레스의 종류, 강도, 기간 등이 식사습관에 영향을 주는 요인이다. 오히려 스트레스의 강도가 극도로 심한 경우 한동안 식욕이 생기지 않기도 한다. 이를 투쟁 도피 반응(Fight or flight)으로 설명할 수 있는데, 극심한 스트레스 상황에서는 필수 장기로 가는 혈류를 늘리기 위해 위장관으로 가는 혈류량이 줄어들기 때문이라고 설명하기도 한다.

하지만 스트레스를 만성적으로 받으면 고열량 음식인 아이스크림, 치즈, 설탕, 지방 함유가 높은 음식을 선호하게 된다. 이러한 음식들을 '위안을 주는 음식'이라고 부른다. 이러한 고열량 음식을 찾게 되는 이유를 스트레스로 인한 코티솔 분비의 증가로 설명하기도 한다. 스트레스가 만성적으로 지속되면 코티솔 분비가 증가하면서 식욕이 증가할 뿐 아니라 근육이 감소하고 복부지방이 증가한다. 이는 인슐린저항성을 증가시키고 장기적으로 대사증후군을 유발할 수 있다.

2차성 비만

비만을 뚜렷하게 몇 가지 원인으로 설명할 수 있는 경우, 2차성 비만이라고 한다. 내분비질환, 산부인과적 질환, 유전적 질환, 약제, 정신과적 질환 등이 그 원인이다.

유전적 질환

유전적 질환은 프래더윌리증후군, 알스트롬증후군, 코헨증후군, 카펜터증후군 등이 있다. 1차성 비만에서 말하는 유전성과는 조금 다르게, 이러한 질환은 단일 유전자에 의해 비만을 유발한다는 특징이 있다. 대체로 염색체의 과다, 결손, 손실 등과 같은 염색체 이상이 있다. 이런 유전적 질환은 비만만 일으키는 것이 아니다. 특징적인 외모나 성기능의 이상, 지적장애, 다른 신체적 질환 등을 동반하며 어린 시절부터 특징적인 증상을 보이게 된다. 이런 유전적 질환은 유전자 검사를 통해 진단할 수 있다.

내분비질환

내분비질환은 인체의 대사 과정에 작용하는 갑상선 호르몬, 부신피질 호르몬, 인슐린 등의 호르몬과 관계된 질환들을 말한다. 갑상선기능저하증(갑상샘저하증)은 기초대사량을 저하시켜 비만을 일으킬 뿐만 아니라 전신부종, 피로감, 무기력, 추위에 대한 저항력 감소 등 여러 가지 전신 증상을 동반한다. 갑상선기능저하증은 갑상선의 염증이나 종양, 자가면역질환 등에 의해 유발된다. 이를 진단하기 위해서는 호르몬 검사가 필수적이다.

부신피질 호르몬이 과다하게 분비되면서 나타나는 특징적 양상을 쿠싱증후군이라고 한다. 쿠싱증후군이 나타나는 경우는 의학적 목적으로 과다하게 스테로이드 호르몬을 투여받거나, 부신피질 호르몬을 분비하는 종양 등으로 인해 나타날 수 있다. 쿠싱증후군은 단기간에 체중 증가가 많이 발생하며, 중심성 비만이 특징적이다. 목, 가슴, 복부, 뒷목 등의 신체 부위에 지방이 늘어나고 팔, 다리의 근육은 빠지는 양상을 보인다. 또 피부가 얇아지고 멍이 잘들고 자색선조라는 특이한 피부를 보이기도 한다. 의학적 과거력 및 호르몬 검사, 영상학적 검사(복부 CT 등)로 진단할 수 있다.

산부인과적 질환

다낭성난소증후군도 비만 위험성을 높이는 질환이다. 다낭성난소증후군은 난소 기능의 이상, 남성호르몬 안드로겐의 과다 분비를 특징으로 하는 질환인데 여성에게 6~20% 정도로 빈도가 꽤 높은 질병이다. 초음파로 보면 난소에 여러 개의 난포가 동시에 관찰되기 때문에 다낭성난소증후군으로 불린다. 증상으로는 월경이 수개월 지연되거나 굉장히 불규칙한 양상을 보이며, 몸의 주요 부위에 털이 굉장히 많아지는 다모증을 보인다. 또한 난임과 같은 생식기능의 문제도 동반한다. 이러한 산부인과적 문제만이 아니라 인슐린저항성을 동반한 당뇨, 고혈압, 이상지질혈증 등의 내분비적 이상을 같이 보이며 비만의 위험도 높아진다.

약물

약물 복용도 영향을 줄 수 있다. 대체로 진정 작용이 있거나 항콜린성 작용을 보이는 약물이 영향을 준다. 이러한 약물은 식욕 증가, 체내 에너지 소비 과정, 인슐린저항성에 영향을 미치는 편이며 체중을 증가시키는 경향이 있다. 약물로 인한 체중 증가가 의심될 때는 의사와 상의해야 한다. 약물을 성급하게 중단했을 때 기존의 질환이 악화될 수 있고, 이로 인해 심각한 위해가 있을 수 있기 때문이다. 약물을 중단하기 전에 담당 의사와 상의하고 약물 감량이나 대체, 생활습관 개선, 식사 조절 등을 먼저 시도해봐야 한다.

● 항우울제

항우울제 중 삼환계 항우울제(TCA) 계열은 과거에 많이 쓰였던 우울증 약이다. 이 중에서 아미트립틸린이라는 약이 탄수화물 및 단음식에 대한 욕구를 증가시키고 교감신경계를 변화시킨다. 음식 섭취 후 소화열 발생도 감소시키는 등 전체적으로 안정시 대사율을 감소시킨다.

항우울제 중 선택적 세로토닌 재흡수 억제제(SSRI) 계열의 약물은 최근 많이 쓰이는 우울증 약이다. 이 중에서 파록세틴과 같은 약은 체중 증가가 있을 수 있다. 하지만 세로토닌 계열의 항우울제는 전반적으로 체중에 영향을 주지 않거나 오히려 체중 감소를 일으키는 편이다. 체중이 증가한다고 해도 수개월 후 다시 원래 체중으로 돌아오는 경향이 있다.

● 항정신병약물

항정신병약물은 환청, 환각, 망상 등 정신병적 증상을 보이는 질환에 쓰이는 약이다. 이 중 클로자핀, 올란자핀, 리스페리돈, 쿠에티아핀 등의 비정형 항정신병약물은 렙틴을 증가시켜 체중 증가에 기여할 수 있다. 이러한 약물을 사용하는 환자는 대사증후군 위험성이 높아지기 때문에 체중 관리가 필요하며 이를 위해 식단 관리, 규칙적 운동, 대사증후군에 대한 검사 등을 주기적으로 받아야 한다.

● 뇌전증약 및 기분조절제

리튬은 기분조절제로 양극성 장애(조울증) 치료에 쓰이거나 심한 우울증의 부가요법으로 쓰이는 약물이다. 식욕 증가, 부종, 대사량 변화, 갑상선기능저하증(갑상샘저하증)을 유발할 수도 있으며 체중 증가 경향이 있다. 뇌전증 약물로 쓰이는 발프로익산, 카바마제핀 등은 뇌전증뿐만 아니라 양극성 장애 치료제로 쓰이는데 식욕 증가, 대사량 변화 등을 통해 체중 증가의 원인이 될 수 있다.

● 항불안제

벤조디아제핀은 항불안 효과를 보이는 약물이며 흔히 안정제라고 불린다. 일부 연구에서는 디아제팜이 장기간 사용했을 때 체중 증가가 있었다. 하지만 벤조디아제핀 계열 약물은 대체로 체중 증가에 영향이 없다.

● 항히스타민제

항히스타민제는 알러지성 비염이나 알러지성 피부염, 가려움증, 감기 등에 흔히 쓰이는 약물이다. 항히스타민제는 히스타민 수용체를 저하시키는 작용을 하는데, 이는 식욕 증가 효과로 이어지며 체중 증가 경향이 있다. 이런 항히스타민의 부작용을 이용하여 식욕촉진제로 쓰이기도 한다. 가장 대표적인 것은 시프로헵타딘 성분이며, 대표적인 상품으로 트레스탄이라는 약이다.

● 스테로이드

스테로이드 약물은 강력한 항염증 작용을 가지고 있으며, 심한 감염이나 몸의 위기에 스트레스 호르몬으로 자체적으로 분비하는 호르몬이다. 이를 응용해 의학 현장에서는 심한 감염 시 신체가 스트레스를 견딜 수 있게 투약하기도 하며, 만성염증성 질환이나 자가면역질환 등에서 염증의 정도를 줄이기 위해 투약하기도 한다. 이러한 스테로이드 약물은 식욕 증가, 인슐린저항성 증가, 중심성 비만, 체액저류로 인한 부종 등과 연관이 있다. 경구피임약 등도 체중 증가의 원인이 될 수 있다.

● 당뇨병 치료제

당뇨병 치료제로 쓰이는 인슐린이나 설폰제제(sulfonyl urea), 티아졸리디네디온 등의 약물이 체중 증가를 일으킬 수 있다. 반면에 메트포르민, GLP-1 효현제 등은 체중 감소를 일으키는 경향이 있다.

● 고혈압 약물

고혈압 약 중에서 베타차단제는 고혈압, 부정맥 등 심혈관계 질환에 쓰이는 약이다. 프로프라놀롤, 아테놀올, 캡토프릴 등이 있으며 연구결과 체중 증가가 관찰됐다.

정신과적 질환

정신과적 질환도 비만에 영향을 주는 요인이 될 수 있다. 가장 대표적인 것은 폭식장애나 야식증후군 같은 질병이 있다. 우울증 증상 중 일부 증상도 비만에 영향을 줄 수 있다.

● 폭식장애

폭식장애는 제한된 시간에 일반적인 경우보다 훨씬 많은 음식을 폭발적으로 먹는 질병이다. 이러한 패턴의 식사가 문제라는 것을 알지만 이를 스스로 제어할 수 없는 느낌을 갖는다. 이런 폭식은 배가 고파서 먹는 것이 아니고 제한된 시간에 폭발적으로 먹기 때문에, 먹고 나면 굉장히 불편하고 자괴감과 우울감 등을 느낀다. 이러한 양상이 적어도 일주일에 한 번 이상, 3개월 이상 지속적으로 보일 때 내리는 진단이 폭식장애다. 전 인구의 1~3% 정도 폭식장애에 해당하며, 주로 30세 이하 젊은 여성에게서 잘 나타난다.

폭식장애가 생기는 원인은 과거력상 30%가 소아기 비만이 있기 때문에 아마도 체중이나 체형에 대한 걱정과 불안이 많았고, 이를 통제하기 위해 과도한 절식을 하다가 결국 폭식을 하게 되는 것으로 보기도 한다. 한편으로는 부정적 감정을 제대로 처리하지 못하고 폭식으로 해소하기 때문이라고 보기도 한다. 또한 자기 자신이 스트레스를 회피하고 다른 무엇인가로 주의를 전환하기 위해 폭식을 한다는 가설도 있다.

폭식장애는 그렇지 않은 사람에 비해 비만 위험성이 3~6배 높다. 비만뿐 아니라 대사증후군, 이상지질혈증의 비율이 높다고 나타난다. 폭식장애 환자들이 먹는 음식은 대부분 고칼로리, 지방이 높은 음식들이기 때문이다.

● **야식증후군**

야식증후군은 반복적인 야간식사를 보이며, 주로 저녁식사 시간 이후 혹은 자다가 깨어나서 먹는 행동 패턴을 말한다. 이런 야간식사 증상과 함께 오전에는 식욕이 굉장히 떨어진다. 반면 야간에 식사를 하고 싶은 강렬한 충동이 들어 식사를 하지 않으면 잠에 들기가 어려운 증상이 있다. 불면증이 동반되어 수면을 개시하거나 유지하는 데 어려움이 있다. 야식증후군은 10대 후반이나 20대 후반에 시작하며 장기간 지속되는 경향이 있다.

아직까지는 야식증후군이 왜 생기는지는 명확하지 않다. 야식증후군이 스트레스에 의해 악화되는 경향이 있어 스트레스 호르몬인 코티솔과 관련이 클 것으로 추측한다. 실제 소규모 집단 연구에서 한밤중과 이른 아침의 코티솔 혈중 농도가 높은 것으로 나왔다. 그래서 아마도 시상하부-뇌하수체-부신피질이 스트레스로 인해 불균형한 반응을 보이는 것 같다.

야식증후군 환자들이 모두 비만한 것은 아니지만 비만의 확률이 높으며, 비만이 있는 경우 야식증후군에 걸릴 확률이 2.5~2.8배 더 높다고 한다. 그리고 야식을 먹을 때 섭취하는 음식이 대부분 고칼로리, 지방이 높은 음식이어서 비만이 아니더라도 혈당이 높은 경향을 보인다.

● 비정형 우울증

우울증의 증상 중 일부 증상이 비만에 영향을 줄 수 있다. 우울증은 우울한 기분, 흥미저하, 식욕 저하 및 체중 저하, 불면, 신체의 에너지 저하, 무가치함, 집중력이나 판단의 어려움, 죽음에 대한 생각 등이 나타나는 질병이다. 우울증은 증상이 나타나는 양상에 따라 몇 가지 유형으로 나눌 수 있다. 그중 비정형 우울증이 있는데 우울증의 증상을 가지면서도 식욕이 증가하여 체중이 늘거나, 불면이 아닌 수면 과다를 보이는 경우를 말한다. 비정형 우울증 자체가 비만을 일으키지는 않지만, 비정형 우울증으로 인한 식욕 증가 증상이 비만과 허리둘레 증가와 연관이 있다는 연구결과도 있다.

2교시

비만 때문에
발생하는 문제들

비만에서 체중 조절이 중요한 이유는 단순히 외적인 아름다움을 추구하기 위함이 아니다. 비만은 다양한 신체적·심리적 문제를 야기한다. 전 세계적으로 비만은 주요 건강 문제이며, 여러 질병의 위험성과 사망률을 증가시킨다. WHO도 비만 그 자체가 치료가 필요한 중요한 질병이라고 규정했다. 그러므로 적극적인 치료가 필요하지만 식이와 운동, 그 외 다양한 치료들은 본인의 의지와 노력이 반드시 필요해서 매우 어렵다. 또한 체중 감량을 성공한다 하더라도, 건강체중을 유지하는 것이 중요하다. 이를 위해 건강체중 유지의 중요성을 잘 이해하고 이를 바탕으로, 체중 조절에 대한 동기부여가 중요하다.

비만은 어떻게
질병을 일으키는가?

비만은 우리 몸에 지방이 과다하게 쌓인 것을 의미한다. 과도한 식이 섭취로 인한 칼로리 유입이 운동 부족 등으로 칼로리 소모보다 커져 칼로리 밸런스가 맞지 않을 때, 에너지를 지방조직에 저장하게 된다. 그 과정에서 지방세포가 과도하게 커지고, 내장지방이 쌓이게 된다. 지방세포는 단순한 살이 아니라 여러 가지 복잡한 생리적 역할을 담당하는 기관으로, 적절히 작용할 때는 우리 몸에 이로운 역할을 한다.

반면 지방이 과도하게 축적되는 비만에서는 지방세포의 구조적·기능적 변화가 나타나게 되고, 이는 여러 장기에서 많은 문제를 일으킨다. 비만으로 인한 합병증은 머리·뇌부터 팔다리까지 우리 몸 전체에 영향을 미친다. 비만으로 인해 발생하는 합병증은 당뇨, 고지혈증, 고혈압과 같은 대사증후군 외에도, 뇌졸중, 심근경색을 포함한 심혈관질환, 수면무호흡, 골관절염, 지방간 등의 문제가 발생하며, 남성과 여성의 난임 및 여러 가지 암의 위험성을 높인다.

지방조직은 단순히 에너지 저장의 역할만을 하는 것이 아니라, 여러 호

　　　　　　　　　　　　　　　Part 1 _ 비만 이해하기

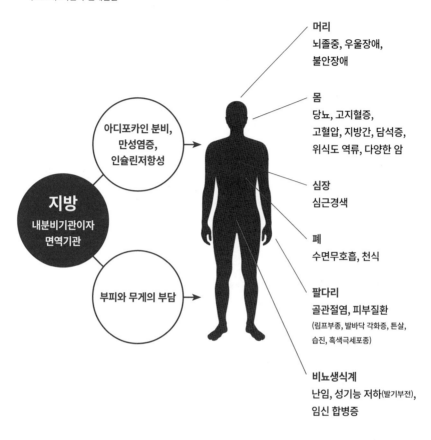

〈도표 4〉 비만과 신체질환

머리
뇌졸중, 우울장애,
불안장애

몸
당뇨, 고지혈증,
고혈압, 지방간, 담석증,
위식도 역류, 다양한 암

심장
심근경색

폐
수면무호흡, 천식

팔다리
골관절염, 피부질환
(림프부종, 발바닥 각화증, 튼살,
습진, 흑색극세포종)

비뇨생식계
난임, 성기능 저하(발기부전),
임신 합병증

지방
내분비기관이자
면역기관

아디포카인 분비,
만성염증,
인슐린저항성

부피와 무게의 부담

르몬이 작용하고 호르몬을 분비하는 내분비기관으로 우리 신체의 다른 장기에도 영향을 준다. 지방세포와 지방조직은 혈관생성, 지방생성과 지방대사, 당대사, 나트륨과 수분대사를 조절하여 혈압조절에 관여하는 레닌-안지오텐신-시스템 관련 요소 생성, 효소 생성, 호르몬 생성, 스테로이드 대사, 면역 반응, 항상성 등과 관련하여 다양한 대사 과정에 관여한다. 이렇듯 다양한 역할을 하기 위해 지방조직은 수많은 호르몬, 사이토카인, 세포외기질 단백질, 성장인자, 혈관작용인자 등 다양한 물질들을 생성하고 분비하는데, 이를 아디포카인이라고 한다. 과도한 지방세포의 크기 증가와 내장지방 조직의 축적은 지방조직이 이러한 역할을 하는데 문제를 일으켜서 다양한 질환의 발병에 기여한다. 특히 인슐린저항성을 유발하는 것이 가장 중요한 기전이다. 인슐린은 우리 몸 혈액 속에 당이 많을 때, 이것을 우리 몸의 간, 지방, 근육에 저장하는 역할을 한다. 인슐린저항성은 이러한 인슐린이 적절히 작용하지 않는 상태다. 몸속에 인슐린이 많은데도 불구하고 혈액 속의 당이 저장되지 않아 혈당이 높아지게 된다. 혈중 인슐린은 체지방 축적과 염증에도 영향을 주며, 다양한 암과 비암성 질환의 발생과 진행에 영향을 미친다.

지방조직은 내분비기관일 뿐만 아니라 염증과 면역 반응을 담당하는 면역기관이기도 하다. 신체의 지방 증가가 직접적으로 지방조직 내에서 면역을 담당하는 대식세포 수를 증가시킨다. 비만에서 지방조직은 염증반응을 촉진시키는 전염증성 인자를 분비한다. 간과 같은 다른 조직에서도 전염증성 인자의 생성을 촉진하며 염증반응을 억제하는 항염증성 인자들의 생성을 감소시켜, 전체적으로 염증반응을 증가시킨다. 최근에는 비만을 만성적인 염증 상태로 이해하고 있다. 이는 결국 비만이 다양한 신체 및 정신질환이 발생하는 데 기여한다는 것이다.

비만으로 인해 발생하는 비암성 질병들

비만에서 지방조직의 기능 변화로 나타나는 만성적인 염증반응과 사이토카인 활성의 증가로 혈관내피세포가 손상되면, 죽상동맥경화증과 같은 혈관질환이 발생한다. 이는 심근경색이나 심혈관질환, 뇌경색, 말초혈관질환 등으로 발현할 수 있다. 다양한 아디포카인(지방조직에서 분비되는 세포신호물질)은 인슐린의 작용이나 감수성에 영향을 주고, 전염증인자의 작용과 염증반응 등에 의해 인슐린저항성이 발생하게 되면 당뇨, 고지혈증의 위험도 높아진다. 또한 혈관내피세포, 호르몬의 변화와 염증반응은 고혈압의 위험성을 높이게 된다.

지방세포 크기의 증가나 내장지방의 증가로 인해 혈중 유리지방산이 과도하게 증가하여 다른 기관에 흘러가면, 근육과 같은 곳에 저장되어 인슐린저항성을 올려 당뇨의 위험을 올리거나, 간에 유입되어 지방간이 생길 수 있다. 비만은 담석증의 위험성도 높인다. 비만과 내장지방의 증가로 인한 고지혈증, 인슐린저항성으로 콜레스테롤 항상성이 변화하며 콜레스테롤이 결정화되면 담석의 발생이 증가한다.

아시아인은 서양인에 비해 비만으로 인한 합병증 발병에 취약하다. 특히 지방세포 크기 증가와 내장지방 조직 증가가 비만으로 인한 합병증 발생과 관련이 높다. 아시아인들은 서양인에 비해 지방세포 수가 상대적으로 적어 칼로리 과잉시 이를 저장하기 위한 지방세포 크기의 증가가 더욱 심하고, 내장지방의 증가가 상대적으로 더 커서 더욱 비만의 영향에 취약할 수 있다.

지방조직의 내분비기관, 면역기관으로서의 기능 변화와 만성염증으로 인하여 발생하는 다양한 문제들 외에도 살 그 자체의 무게, 부피와 같은 물리적 영향으로 인해서도 다양한 신체적 문제가 발생한다. 그중 가장 대표적인 것이 폐쇄성수면무호흡증이다. 지방조직이 복부와 흉곽에 쌓이면서 폐의 부피를 감소시키고 횡격막과 흉벽의 움직임을 제한하는데, 특히 수면 시 누워 있을 때 더욱 심해진다. 목의 지방이 늘어나 목구멍 압력이 높아지면서 상기도가 찌부러져 호흡을 방해한다. 이로 인해 수면 중 무호흡이 발생하면 수면의 질이 나빠져, 주간졸음이나 집중력 저하가 발생하고 교통사고 위험이 높아질 수 있다. 수면무호흡으로 인한 산소부족은 비만에서 발생하는 염증반응을 더욱 악화시킨다. 그래서 대사증후군을 비롯한 여러 가지 질환들을 발생시키거나 더욱 악화시키고, 수면 불량은 포만중추 조절에 영향을 주어 식욕이 증가하고 고칼로리 음식을 섭취하여 비만을 악화시키는 악순환으로 이어진다.

비만으로 인한 폐기능의 변화가 영향을 줄 수 있는 또 다른 질환은 천식이다. 지방의 부피와 무게로 인한 폐기능의 영향도 천식의 증상에 영향을 주며, 염증성 변화와 호르몬 변화로 인한 기도과민성도 천식의 발병에 영향을 줄 수 있다. 비만은 천식의 발생 위험을 높이며 자주 악화시키고, 천식약의 효과를 떨어트리는 데도 영향을 준다.

골관절염의 위험성도 높아진다. 무릎 관절염의 경우 BMI $30kg/m^2$ 이상은 정상체중에 비해 위험률이 6~7배 높다. 비만으로 인한 무게 증가로 관절이 견뎌내야 할 무게 부담이 늘어나는 것이 직접적인 손상을 일으킨다. 비만에서 나타나는 만성적인 염증 상태도 관절염의 발생에 영향을 준다. BMI와 허리둘레에 비례하게 위장관 내부의 압력이 올라가 위액이 식도로 역류할 위험성이 높아져 위식도역류질환의 발생 위험이 증가한다. 위식도역류질환은 식도암의 위험인자로, 비만에서 식도암의 위험성 역시 높은 것으로 알려져 있다.

여러 가지 피부질환도 비만에 의해 발생하거나 악화된다. 피하지방이 증가하고, 살에 의해 피부 주름이 커지고, 표면이 더욱 거칠어진다. 피부가 늘어나면서 피부장벽의 투과도가 높아질 수 있고, 피부가 더욱 건조해진다. 혈류량의 증가로 피부가 붉어질 수도 있으며, 림프순환이 저하되어 상처 회복이 느려지고 림프부종 등이 발생할 수 있다. 무게의 증가로 발바닥에 가해지는 압력이 커지면서 발꿈치에 각화증이 생길 수 있으며, 몸의 부피가 커지면서 피부의 엘라스틱 섬유가 손상되어 튼살이 생길 수 있다.

인슐린저하증과 고인슐린혈증에 의해 겨드랑이나 사타구니 같은 부위에 양쪽으로 주로 나타나는 회색 혹은 갈색의 색소침착인 흑색극세포종이나 쥐젖, 모공각화증이 발생할 수 있다. 피부가 접히는 부위에서 마찰이 증가하면서 피부 손상과 칸디다나 그람양성균의 과다 증식이 동반될 수 있는 습진성 변화인 간찰진도 비만에서 나타난다. 그 외에 건선, 아토피 피부염 등 여러 피부질환을 악화시킬 수 있다.

비만과 암의
상관률은?

비만은 암 발생의 위험률을 높인다. 미국 질병통제예방센터에 따르면 최소 13가지 암이 과체중 및 비만과 관련이 있으며, 이는 전체 암의 40%에 이른다. 구체적으로는 폐경후유방암, 대장과 직장암, 식도암, 뇌수막종, 갑상선암, 다발성 골수종, 간암, 신장암, 담낭암, 위암, 췌장암, 자궁암, 난소암이다. 비만과 관련된 암은 갈수록 그 유병률이 증가하고 있다. 그중 특히 자궁암과 식도암은 비만 혹은 과체중에서 정상체중에 비해 발병 위험이 3배가량 증가한다.

비만에서 지방세포의 생리적 기능 변화로 인한 만성염증과 인슐린저항성이 암의 발병은 물론 전이의 위험성을 높일 수 있다. 만성염증과 여러 가지 아디포카인(지방조직에서 분비되는 세포신호물질)은 세포조직이 암으로 변화할 수 있는 이형성을 유발하고, 암세포의 성장과 혈관 형성에 영향을 준다. 인슐린저항성이 발생하면 혈중 인슐린 농도가 높아지면서 성장인자의 분비를 촉진한다. 이 촉진인자는 암세포의 증식을 돕고, 세포의 사멸을 막아 암의 위험을 높게 된다. 지방조직에서 분비되는 또 다른 아디포카인은 암세포 이동에도 영향을 주고, 염증반응은 암세포의 이동 및 침투를 수월하게 해 전이의 위험성도 높인다.

지방조직에서는 남성호르몬인 테스토스테론을 여성호르몬인 에스트로겐으로 변환한다. 또한 폐경 후 여성의 경우 에스트로겐이 주로 지방조직에서 생성된다. 여성의 에스트로겐 혈중 농도 증가는 폐경 후 유방암의 위험요인이므로, 비만으로 인한 지방조직 증가가 유방암의 위험성을 높일 수 있다. 남성도 지방조직의 증가로 인해 테스토스테론 감소와 에스트로겐 증가가 나타날 수 있는데, 이는 여성형 유방의 원인이 되기도 하며, 이러한 성호르몬 변화도 전립선암에 영향을 줄 수 있다고 여겨진다. 또한 위식도역류질환의 증가로 식도암의 위험성이 증가한다.

비만과 성기능,
그리고 임신

비만은 남성과 여성 모두의 성기능 및 임신 가능성에 악영향을 미친다. 비만인 여성의 경우, 지방조직이 분비하는 여러 물질들은 난소와 자궁내막의 기능에 영향을 주며, 난세포의 성숙에도 변화를 주게 된다. 또한 인슐린저항성은 성호르몬 과잉으로 이어져 배란과 착상의 어려움을 야기하여 난임으로 이어진다. 남성에게도 비만으로 인해 발생하는 테스토스테론의 저하와 만성적인 염증, 내피세포의 기능 저하는 성기능과 임신 가능성에 영향을 준다. 비만인 남성은 발기부전 위험성이 1.5배 증가한다. 이와 더불어 음낭의 온도가 높아지고, 정자 생성이나 정자의 유전자 온전성에 악영향을 주어 난임으로 이어질 수 있다. 남성과 여성 모두 체중 감소로 인한 지방세포의 기능 회복은 임신의 가능성을 높여준다.

임산부에게도 비만은 다양한 문제를 일으킬 수 있다. 산전검사를 위한 초음파검사에서 복부지방 두께로 인한 깊이와 초음파 에너지의 조직 흡수가 증가하여 태아의 관찰이 어려워진다. 이 때문에 비만 여성에게서 태아의 이상을 발견할 확률이 최대 30%까지 떨어진다. 또한 산전유전자 선별

검사의 정확도에도 영향을 미친다. 혈액 수치를 어머니의 체중으로 보정하는 과정에서 오류가 생겨 비만인 경우 거짓으로 문제가 있다고 나올 확률이 높아진다.

비침습성 산전검사(noninvasive prenatal testing, NIPT)에서도 어머니의 무게 증가에 따라 태아분획이 감소하여 검사에 실패할 확률이 높아진다. 양수 검사나 융모막검사에서도 지방 두께로 인해 바늘이 잘 보이지 않고, 자궁에 닿기 위해 더 깊게 들어가야 해서 실패하고 여러 차례 시도하게 되기도 한다. 일부 연구에 따르면 BMI $40kg/m^2$ 정도의 비만에서 양수검사 이후 태아 사망 위험이 2배가량 높게 나타나기도 했다.

모체의 비만은 태아의 기형 위험성을 높인다. 신경관 결손, 심장 이상, 구순구개열, 직장항문기형, 수두증과 팔다리 기형 등의 위험성이 높아질 수 있다. 이 중에서 신경관 결손 위험성이 1.8배로 가장 높다. 앞서 다뤄진 대사이상, 인슐린저항증, 여성호르몬 증가와 만성적인 저산소증 등이 영향을 줄 것으로 여겨진다. 기형 외에도 반복적인 조기 유산의 위험성은 비만 여성에게서 3배나 높다.

앞서 임신 가능성에서 설명한 난세포와 자궁내막에 비만이 미치는 영향이 유산의 위험성도 높이는 것으로 보인다. 비만일 경우 심혈관, 당뇨, 수면문제, 간과 담낭의 질환을 이미 지니고 있을 위험성이 높아지며, 이러한 질병들도 임신의 경과에 부정적인 영향을 줄 수 있다. 그러므로 가능하면 임신 전에 조절하는 것이 중요하다. 비만은 임신 중의 당뇨 발생과 고혈압의 위험도 높으며, 임신중독증으로도 알려진 자간전증의 위험성을 3배가량 높인다. 사산의 위험도 비만도가 심할수록 증가하여 BMI $35kg/m^2$ 이상 $40kg/m^2$ 미만에서는 2배, BMI $50kg/m^2$ 초과에서는 3배 이상 증가한다. 태아의 크기는 일반적으로 주수에 비해 클 위험이 높지만 고혈압 등의 문제로 자궁 내 성장저하 위험 역시 증가한다.

비만이면 출산에서도 유도분만을 시도하는 경우가 증가하며, 유도분만이 실패할 위험성도 높아지게 된다. 비만에서 나타나는 에스트로겐 농도 증가가 분만의 조절에 부정적인 영향을 줄 수 있다. 제왕절개를 할 확률도 늘어나게 되어 BMI $1kg/m^2$가 늘어날 때마다 4% 정도로 제왕절개 확률이 증가한다. 비만이 아닌 임산부에 비해 비만인 임산부에게서 정맥색전 위험성은 5배, 특히 폐색전 위험성은 무려 10배 이상 증가한다. 또한 복부 지방 증가로 제왕절개 후 수술부위 감염 위험성도 높아져, 보다 고용량의 항생제 사용이 필요하다는 연구도 있다.

비만인 어머니에게서 태어난 아이들의 경우 선천성 기형 외에도 비만, 당뇨, 지방간 등의 대사문제와 천식, 호흡기 문제로 인한 입원, 습진과 같은 알러지·면역계 문제, 학습장애나 주의력결핍행동장애와 같은 인지와 행동 문제 등의 위험성이 높아질 수 있다. 이러한 위험성은 소아기뿐만 아니라 성인기 질환에까지 영향을 미친다.

심리적 문제와
정신질환의 관계

비만은 신체적인 합병증만이 아니라 심리적 문제와 다양한 정신질환의 위험성과도 관계된다. 지방조직에서 분비하는 호르몬 등 다양한 물질의 영향과 이로 인한 만성염증은 몸의 장기조직뿐만이 아니라 뇌에도 영향을 준다. 또한 비만으로 인해 나타나는 다양한 신체적 합병증도 직간접적으로 심리적인 상태에 영향을 준다.

신체질환을 새로 진단을 받으면, 앞으로의 예후와 전반적인 건강 등에 대한 걱정과 염려가 생기고, 약을 복용하고 건강습관을 챙겨야 한다는 심리적 부담이 발생한다. 질환의 증상으로 인한 괴로움과 고통 역시 정신건강에 영향을 준다. 폐쇄성수면무호흡증으로 인한 불면증과 주간 피로는 일상생활 유지에 어려움을 주고, 우울증에 영향을 주며, 만성적인 산소공급의 부족도 여러 불쾌감과 정신적인 문제의 원인이 된다. 통증이나 피부 가려움증과 같은 신체적인 불편감, 성기능저하 등의 문제도 삶의 질을 저하시키고 심리적 고통을 악화시킨다.

뿐만 아니라 비만 그 자체로 인해 겪는 스트레스도 크다. 특히 현대 사

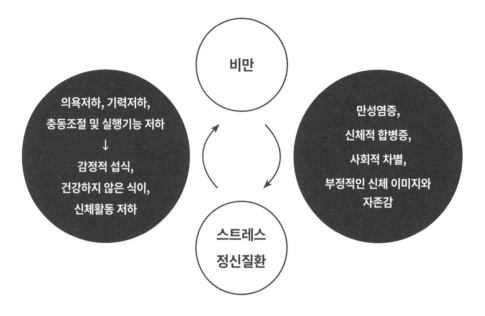

회에서는 미디어에서 마른 연예인들을 칭송하고, 비만을 우스갯거리로 소비한다. 비만을 자기관리 문제로 연결시키며, 게으르고 나태하며, 의지가 약하거나, 식탐이 많고 욕심이 많아 생기는 문제라고 일반화하기도 한다. 이러한 편견은 비만에 대한 이해 없이 나타나는 무지한 선입견이며, 비만인 사람의 삶에 영향을 준다. 뿐만 아니라 비만에 대한 단순화된 관점은 건강에 대한 정책이나 치료 접근 등에도 부정적인 영향을 주는 심각한 문제이다. 이러한 문제의식으로 비만에 대한 대중의 편견과 낙인, 차별을 없애기 위한 노력들이 이루어지고 있다.

그러나 여전히 비만에 대한 부정적인 시선과 차별이 만연하며, 사회 광범위하게 이루어지고 있다. 학교 등 교육현장이나 직업활동, 의료서비스 이용에 있어서도 차별을 경험하는 경우가 많다. 직장에서의 차별도 있다. 통계적으로 더욱 낮은 임금을 받거나, 구직시 면접 기회를 더 적게 얻고, 특히 여성들은 고용 가능성이 떨어진다는 연구결과가 있다. 비만이나 과체중의 어린이들은 학교에서 괴롭힘이나 따돌림을 당하는 경우가 있으며, 사회적 고립을 경험할 위험성이 높아진다. 외국에서는 고도비만 인구의 절반 정도가 어린 시절에 폭언, 정서적 무시와 같은 경험을 했다고 보고했다.

비만으로 인한
심리적 문제들
- 비만과 스트레스의 상호작용

비만으로 인한 사회적 차별을 직간접적으로 반복해서 경험하다 보면 스스로도 자신의 외모에 대해 부정적으로 평가하게 되기 쉽다. 더 나아가 이를 단순히 자신의 일부로 보기보다 더욱 가치를 두게 되고, 자신에 대해 전반적으로 부정적으로 평가하며 자존감에도 영향을 받게 된다. 이러한 사회 분위기와 외모에 대한 압박 속에서, 일부 사람들은 외모에 집착하며 자신의 능력과 재능을 제대로 평가하고 발휘하는 데 어려움을 겪을 수도 있다. 다른 사람들의 시선을 신경 쓰고 위축되어 자신의 능력을 내보이는 데도 소극적이 되고, 다른 사람들과 같이 하는 활동을 불편하게 여길 수 있다.

외모에 대한 스스로의 평가와 이것이 미치는 일상에의 부정적인 영향은 사람에 따라 다르다. 자신의 신체에 대한 부정적인 평가는 여성인 경우, 식이장애가 동반된 경우, 그리고 어린 시절부터 비만이었거나 어린 시절 체형으로 인해 놀림을 받은 경험이 있는 경우 더욱 심하게 나타난다. 비만에 대한 낙인이 비만인 사람으로 하여금 체중 조절을 하려는 의지를 더욱 북돋아 도움이 될 것이라는 주장도 있다. 하지만 연구결과 스트레스나 체중에 대한 집착으로 인한 문제성 식이습관 때문에 오히려 음식 섭취가 늘고 운동을 피하게 되는 것으로 나타났다.

비만으로 겪는 다양한 문제로 인한 스트레스는 생리적인 반응과 잘못된 대응방식으로 이어져, 오히려 체중 증가와 비만의 악화를 초래할 수 있다. '감정적 섭식'이라는 용어가 최근 널리 사용되고 있는데, 어떤 감정에 대한 반응으로 음식을 먹는 것을 뜻한다. 특히 실망과 좌절, 슬픔, 외로움과 같은 부정적인 감정에 대응하기 위한 경우를 의미한다. 피곤하고 스트레스를 많이 받았을 때, 달콤한 디저트를 먹고 나서 기분이 나아지는 경험을 해봤을 것이다. 자극적이고 단 음식들이 주는 감각은 부정적인 기분을 해소시키고, 신경 쓰이는 일들을 잠시 잊을 수 있게 해준다.

그러나 이러한 효과는 일시적이고, 결국은 체중 증가에 대한 염려나 자괴감, 죄책감 등 부정적인 감정이 더 심해지기 쉽다. 감정적 섭식은 당분이 많이 포함된 단 음식이나 고도로 정제되고, 지방과 탄수화물이 많은 음식들을 특히 선호한다. 이러한 음식들은 우리 뇌에서 보상과 동기에 관여하는 부위를 자극하는데, 이러한 음식에 중독되면 가벼운 자극에도 더욱 찾게 된다.

적절한 양을 섭취하기 위해서는 우리 뇌에서 충동과 욕구를 조절하고 실행과 결정을 하도록 하는 역할이 효과적으로 이루어져야 하지만, 스트레스는 이러한 능력을 약화시켜 음식 섭취를 조절하기 더욱 어렵게 한다. 스트레스에 대한 생리적 작용으로 분비되는 호르몬들이 식욕을 늘리는 방향으로 작용한다. 결국 이러한 작용들은 체중 증가로 이어지게 되고, 이로 인한 스트레스 증가는 다시 감정적 섭식 같은 건강하지 않은 식이습관으로 이어지는 악순환을 겪게 한다.

이는 비단 식습관만이 아니다. 스트레스는 운동 같은 건강한 생활습관을 유지하는 것을 방해한다. 그렇게 되면 활력이 감소해 활동량이 줄어들어 칼로리 소모를 감소시킬 것이고, 그럼으로써 더욱 비만을 악화시킨다.

비만과
정신질환의 연관성

비만이나 중등도 이상의 과체중에서 기분장애, 인격장애, 불안장애(공황장애, 공포증, 범불안장애 등), 사회불안장애와 식이장애 등의 유병률이 증가할 수 있다. 이런 정신질환 대다수는 스트레스가 유발 및 악화 요인이 된다. 비만으로 인한 사회적 차별과 연관된 스트레스, 합병증과 신체적 불편 및 신체통증, 삶의 질 저하가 그 요인이 될 수 있다. 비만으로 인한 만성염증 상태는 뇌도 예외가 아니다. 신경염증은 뇌의 신경전달물질이나 성장인자, 뇌세포 생성과 같은 신경가소성과 뇌세포 손상에 영향을 주어 인지기능과 기분조절기능 등을 손상시킨다. 특히 우울증이나 치매와 관련된 연구들에서 신경염증이 질병 발생에 미치는 영향을 갈수록 강조하고 있다.

비만이 주요 우울장애의 위험성을 높인다는 사실은 여러 연구들에서 반복적으로 확인되어 왔다. 특히 청소년기 여성에서는 그 영향이 더욱 커서 우울증의 위험성을 4배가량 높인다는 결과가 있다. 또한 비만의 수술적 치료를 위해 위절제술을 받으려는 환자들 중 절반가량은 우울증을 경험한 적이 있다고 보고한다. 불안장애의 위험성도 높아진다. 연구들마다 차이는 있지만 남성과 여성 모두 영향을 받으며, 여성이 좀 더 높은 관련성을 보인다. 불안장애 중 주변의 관심이나 평가를 받을 수 있는 사회적 상황에 대해 심각한 공포와 불안을 느끼는 사회불안장애, 그리고 인격장애 중 사회적으로 위축되고 부정적 평가에 과민하여 대인관계를 회피하는 회피성 성격장애가 비만과 관련성을 보인다. 현대 사회에서는 마른 체형을 아름다움과 연관시키며 이상적으로 여기고 비만에 대한 부정적인 인식과 선입견이 퍼져 있어, 비만인 경우 사회적인 상황에 나서기를 어려워할 수 있다.

비만이 여러 정신질환의 위험요인이 되기도 하지만, 반대로 정신질환이 비만의 위험요인이 되기도 한다. 우울증에서 나타나는 무기력과 의욕저하는 신체활동을 줄이고, 우울과 불안에서 나타나는 사회활동의 회피는 이를 더욱 악화시켜 칼로리의 소모가 줄어든다. 또 우울과 불안은 대표적인 부정적인 감정으로 감정적 섭식을 불러올 수 있으며, 식욕과 체중의 변화는 우울증 진단 기준에도 포함된다. 부정적인 감정에 압도되고 의욕이 저하되어 건강하고 바람직한 식습관 계획을 세우기보다 패스트푸드와 자극적인 음식을 탐닉하고, 음주 등에 빠지는 것도 비만을 유발할 수 있다. 우울증에서 나타나는 호르몬 체계의 변화도 이러한 행동변화에 영향을 주며, 수행 기능, 억제성 조절, 정신유연성 등의 인지적 손상도 음식 섭취를 적당히 조절하지 못하게 한다. 숨겨진 정신질환이 비만으로 표현되는 경우도 있고, 이러한 양방향 상호작용을 통해 정신질환과 비만이 서로 악화가 될 수도 있다. 그러므로 비만에서 정신건강에 대한 평가와 이에 대한 개입이 매우 중요하다.

식이장애도 비만에서 흔히 동반될 수 있다. 비만과 식이장애의 연관성도 양방향이어서 식이장애가 비만의 원인이기도 하며, 비만이 식이장애의 위험요인이기도 하다. 특히 폭식장애가 흔하고, 신경성 폭식증이나 야식증후군도 나타날 수 있다. 폭식장애는 특정 시간 동안에 대부분의 사람들이 먹는 양보다 명백히 많은 양을 먹으며, 삽화 동안 통제력 상실이 있을 때를 말한다. 일반적으로 정상보다 훨씬 급하게 먹고, 속이 불편해질 때까지 먹으며, 배고프지 않은데도 많은 양의 음식을 먹는다. 이에 부끄러움을 느껴 혼자 먹거나, 식후에 죄책감, 우울, 스스로에 대한 혐오를 경험하기도 한다.

반면에 신경성 폭식증은 폭식 이후에 체중 증가를 막기 위해 구토를 하거나, 이뇨제나 관장약과 같은 약물 남용, 과도한 운동과 같은 부적절한 보상행동이 있을 때 진단한다. 신경성 폭식증과 폭식장애 모두 스트레스와 부정적인 정서가 선행요인으로 작용한다. 특히 체중 및 체형과 관련된 부정적인 느낌이 깊은 관련이 있으며, 체중을 조절하기 위한 식이 조절 이후에 이에 대한 반동으로 폭식이 나타나는 경우도 흔하다. 그러므로 비만이 위험요인이 되며, 이로 인한 폭식은 비만을 유발한다. 부정적인 감정을 피하고, 스트레스로부터 주의를 돌리고, 감각적인 음식이 주는 쾌락에 위안을 얻으면서도, 결국은 체중 증가로 이어진다는 것을 알고 스스로 절제하지 못했다는 것에 죄책감과 자기혐오를 느껴 우울과 불안이 더욱 심해질 수 있다.

야식증후군도 비만에서 더욱 흔히 관찰된다. 체형이나 체중에 대한 과도한 걱정은 폭식장애나 신경성 폭식증만큼 관련도가 높지 않지만, 스트레스와 부정적인 정서가 영향을 준다.

비만은 삶의 질에 어떤 영향을 미치는가?

비만으로 인한 다양한 신체적·심리적 문제들은 삶의 질을 저하시킨다. 삶의 질이란 개인이 그들의 현재 참살이(웰빙)에 대해 어떻게 평가하느냐에 달렸다. 개인의 경험이나 신념, 기대와 지각 등의 영향을 받는다. 육체적·정신적 건강, 편안함, 사회활동과 즐거운 활동에의 참여 등이 중요하며, 복지나 행복의 정도로 표현되기도 한다.

　신체적·정신적 건강, 사회적 관계와 환경 및 경제적 요소들이 영향을 미치는데, 앞서 다룬 것처럼 비만은 이 모든 요소에 직간접적으로 영향을 주어 삶의 질을 저하시킨다. 비만 문제에서 삶의 질을 평가하기 위한 척도도 개발되었다. 건강, 사회적 상황에서의 스트레스와 대인관계, 직업활동, 거동, 자존감, 성생활, 일상생활 수행 등을 평가하는데, BMI가 높아질수록 모든 항목과 총점에서 더 부정적인 결과를 보였다. 특히 여성은 성생활, 자존감 및 총점 모두에서 더 많은 문제가 보고되었다. 사회문화적으로 여성에게 기대되는 외모의 기준이 더욱 엄격한 것이 이러한 성별 차이에 영향을 준 것이다.

비만은 수면, 식습관, 성기능, 거동과 활력 같은 일상생활 전반의 중요한 요소들에 영향을 주어 삶의 질을 저하시킨다. 당뇨, 고혈압 같은 대사증후군을 비롯한 다양한 신체질환을 발생시키고 악화시키며, 다양한 종류의 암 발병과도 연관이 되어 사망률을 높인다. 비만으로 인한 스트레스와 생리적 변화는 정신질환을 유발하고, 정신질환은 다시 비만을 악화시켜 악순환을 일으킨다. 체중 관리를 통한 건강체중으로의 회복은 신체적·정신적 문제들을 호전시키고, 삶의 질 향상에도 도움을 준다. 그러므로 비만을 극복하고 건강체중을 회복하는 것은 막대한 노력을 상회할 만큼 가치가 있다.

3교시

소아청소년 비만

최근 식습관, 환경 변화 및 신체활동 감소 등으로 소아청소년 비만이 빠르게 증가하고 있다. 과거 못 살고 못 먹던 시절에는 통통한 아이들을 보면 '복스럽다, 보기 좋다'라고 인식했다. 하지만 소아청소년 비만은 정상적인 성장의 발달을 저해하고, 여러 심리사회적 문제를 유발하며, 장기적으로 성인 비만으로 진행하거나 대사증후군 등 여러 가지 동반질환을 유발할 가능성이 높다. 이 때문에 소아청소년 비만에 대한 경각심이 커지고 있다. 실제로 WHO는 소아청소년 비만이 전 세계적으로 빠르게 증가하고 있으며, 21세기 가장 심각한 보건의료 문제 중 하나라고 경고한 바 있다. 그렇다면 몇 살 아이들부터 비만이 있으며, 치료가 필요한 걸까? 국제 가이드라인에 따르면 만 2세부터 비만을 진단할 수 있다.

소아청소년 비만은
어떻게 평가하나?

소아청소년기에 비만을 정확히 평가하고 동반질환 발생의 위험 요소를 조기에 선별하여 치료하는 것은, 질병이 성인기까지 이어지는 것을 예방하는 데 필수적이다. 물론 소아청소년기에 정상체중이라고 하여 비만이 발생하지 않는 것도 아니다. 또한 소아청소년 비만이 성인기에 정상체중군에 속하게 되었다고 질병 위험이 완전히 사라지는 것도 아니다. 그렇기 때문에 소아청소년 비만에서는 정기적인 검진을 통해 성장, 발달 상태에 따른 비만 경향을 지속적으로 추적하고 바람직한 생활습관을 유지하는 것이 가장 중요하다.

성인과 마찬가지로 소아청소년 비만을 진단·평가할 때도 체중(kg)을 신장의 제곱(m²)으로 나눈 체질량지수(BMI)를 이용한다. 성인의 경우 체질량지수의 절대적인 수치를 이용해 비만을 진단한다. 반면에 소아청소년의 경우 성별과 연령별 체질량지수의 백분위수를 이용한다. 백분위수란 전체 집단의 값을 크기로 정렬한 뒤 100등분했을 때, 몇 번째에 해당하는지 나타내는 값이다. 예를 들어 95백분위수이면, 100명 중 95번째에 해당하는 것이다. 이는 성별이나 연령에 따라 키, 체중, 신체 조성의 차이가 있을 수 있기 때문이다. 특히 인종이나 거주 환경, 식습관 등에 따라 성장 발육 기간과 신체 조성이 다를 수 있다. 우리나라는 소아청소년 표준치인 '2017 한국소아청소년 성장도표'를 기준으로 한다. 이는 질병관리청 홈페이지에서 확인할 수 있다(www.cdc.go.kr).

'2017 한국소아청소년 성장도표'에 따르면 성, 연령별 체질량지수 백분위가 85백분위수 이상이면 과체중으로, 95백분위수 이상이면 비만으로 판정한다. 85백분위수에서 95백분위수 사이의 과체중군 소아청소년 또한 비만관리 대상이다. 뿐만 아니라 최근에는 비만 중에서도 중증도가 심한 고도비만에 대해서도 논의가 활발하게 이루어지고 있다. 일반적으로 99백분위수 이상을 고도비만으로 지칭하지만, BMI 95백분위수의 120% 또는 140% 이상 등 다양한 기준이 제시되고 있다.

소아청소년 비만에서
동반되는 질환은?

소아청소년 비만은 당뇨, 고혈압, 이상지질혈증 등 대사성 질환을 동반할 위험이 높다. 내장지방 증가는 인슐린저항성을 초래하는데, 비만과 인슐린 저항성으로 심혈관계 위험요인들이 군집되어 나타나는 것을 대사증후군 이라고 한다. 대사증후군은 심혈관질환 이환율(병에 걸리는 비율)과 사망률 증가로 이어질 수 있어 매우 위험하다.

인슐린저항성과 연관되어 나타나는 다른 질병으로는 다낭성난소증후군, 비알콜성지방간염 등이 있다. 다낭성난소증후군은 무월경, 또는 희발 월경, 다모증, 고안드로겐혈증을 특징으로 한다. 비알콜성지방간염은 간 기능이 상승하였으나 다른 질환의 가능성을 제외시킬 수 있을 때 진단하며, 간 생검에서 염증과 섬유화가 있을 때 확진한다.

그 외 소아청소년 비만의 동반질환으로는 성장호르몬 분비장애, 성조 숙증, 수면무호흡증, 천식 등 호흡기계 문제들이 있다. 체중 감소만으로도 천식이나 수면무호흡 증상은 상당히 호전된다.

또 소아청소년 비만에서는 부정적인 신체 이미지, 자존감 저하, 우울,

불안, 식이장애 등 심리적인 문제들이 동반될 가능성이 높다. 신체, 인지, 정서, 사회성의 발달이 총체적으로 일어나는 결정적 시기에 소아청소년 비만은 이와 같은 부정적인 영향을 미치는 것이다.

소아청소년 비만
의학적 평가와 치료는?

앞에서 살펴본 바와 같이 소아청소년 비만은 성장 발달 뿐 아니라 심리적으로도 위해를 미치고, 향후 성인병으로 진행할 수 있기 때문에 예방과 치료가 필수적이다. 따라서 정상체중군을 포함한 전체 소아청소년을 대상으로 비만 위험도 평가가 필요하다.

식사, 신체활동, 생활 패턴을 조사하고, 출생 및 성장 발달력, 가족력, 동반질환, 약물 복용력 등을 파악하여 의학적 위험성을 면밀하게 평가한다. 가족관계, 경제 상태, 교육 수준, 거주지 등의 사회경제적 요소도 꼼꼼하게 조사한다. 그다음에는 계통적 문진과 신체 진찰을 시행하고, 혈압을 측정한다. 필요하면 동반질환에 대한 선별검사로 혈액검사도 시행한다.

체질량지수가 85백분위수 미만인 경우에는 비만 예방 상담과 생활습관 교정을 시행하고, 정기적인 검진을 통해 성장·발달 상태에 따른 비만 경향을 지속적으로 추적하도록 권고하고 있다. 반면에 과체중 이상의 소아청소년, 즉 체질량지수가 85백분위수 이상인 경우에는 비만치료를 시작하도록 권고하고 있다.

연령, 비만 정도, 의학적 위험성을 종합적으로 고려하여 체중 유지를 목표로 할지, 체중 감량을 목표로 할지 정하고 이에 맞게 식사치료, 운동치료, 행동치료 등 포괄적 생활습관 교정을 시행한다. 만약 집중적인 치료에도 지속적인 체중 증가를 보이고 동반질환이 조절되지 않을 때는 약물치료를 고려해야 한다. 수술적 치료는 최후의 고려 사항이라고 할 수 있다.

소아청소년 비만치료는 무조건적인 체중 감량만을 목표로 하지 않는다. 그보다는 정상적인 성장에 필요한 에너지와 영양소는 제공하면서, 잘못된 식이습관 및 행동 양식을 인지시키고 이런 행동이 변화할 수 있도록 돕는 식으로 진행된다. 따라서 효과적인 소아청소년 비만치료를 위해서는 소아청소년과 의사, 정신과 의사, 영양사, 운동치료사, 사회복지사 등 여러 전문 분야로 구성된 전인적이고 다학제적 팀 접근이 필요하다. 여기에 가족이 포함되는 것이 참여도 및 지속성을 높이는 데 효과적이다. 다음은 식사치료, 운동치료, 행동치료, 약물치료, 수술적 치료에 대해 살펴보겠다.

식사치료

식사치료에 앞서 현재의 식사뿐 아니라 가족의 식사습관, 학교 급식, 간식, 편의식품, 외식 이용도를 조사하고 평가한다. 이를 기반으로 소아청소년과 부모에게 영양에 대한 지식을 교육하고, 폭식, 불규칙한 식사 시간과 식사량, 아침을 거르거나, 야식을 먹거나, 급하게 먹기 등 잘못된 식사습관을 개선한다. 금식과 절식은 성장·발달에 문제를 일으킬 수 있으므로, 규칙적인 식사 시간과 간식을 활용해 개인별로 맞춤형 영양 공급을 할 수 있게끔 한다.

칼로리를 어느 정도 소비해야 하나요?

체중 유지를 목표로 하는 경우 칼로리는 산정된 에너지요구량만큼 제공한다. 체중 감량을 목표로 하는 경우, 하루 에너지요구량에서 200~500kcal 정도를 줄이면 일주일간 최대 0.5kg 체중 감량이 가능하다. 이때 식사량은 100~250kcal 줄이고, 운동으로 100~250kcal 소비하는 것이 좋다.

탄수화물, 단백질, 지방의 구성 비율은 어떻게 하나요?

2015년 한국인 영양 섭취 기준에 따라 3~18세는 탄수화물 55~65%, 지방 15~30%, 단백질 10~20%로 구성되도록 하면 된다.

피해야 할 음식은 어떤 게 있을까요?

탄산음료, 사탕, 초콜릿, 아이스크림 등 단순 당이 많이 든 음식은 비만 예방을 위해서는 반드시 피하는 것이 좋다. 기름기 많은 갈비, 삼겹살, 생선, 과일통조림, 케이크, 라면, 튀김류, 치킨, 돈가스, 핫도그, 피자 등도 필요 이상으로 섭취했을 때 비만 위험이 높아지므로 되도록 먹지 않는 것이 좋다. 반면에 푸른잎채소류(오이, 배추, 상추, 양상추, 깻잎), 해조류(김, 미역, 다시마), 버섯류, 맑은 채소국, 기름기 걷어낸 맑은 육수 등은 자유롭게 먹어도 무방하다.

운동치료

운동치료의 핵심은 일상생활 전반에 걸쳐 신체활동량을 증가시키고 자신에게 맞는 운동습관을 가지게 하는 데 있다. 따라서 기본적으로 30분 이상 TV를 보거나, 컴퓨터를 하거나, 앉아 있는 것을 줄이고, 매일 스트레칭과 걷기, 산책하기, 계단 이용하기 등 일상생활에서 신체활동을 늘리는 것이 중요하다.

운동의 종류는 지방을 태우는 유산소운동과 근력운동, 스트레칭을 골고루 하는 것이 좋다. 유산소운동은 빠르게 걷기, 조깅, 실내자전거 타기, 계단 오르기, 수영, 아쿠아로빅, 등산, 에어로빅, 댄스 등 큰 근육을 사용하는 운동을 권장하며. 낮은 강도부터 시작해서 중강도로 지속하는 것이 효과적이라고 알려져 있다. 근력운동은 팔굽혀펴기, 윗몸일으키기, 벽에 대고 앉았다가 일어서기, 탄력밴드나 아령을 활용하는 운동을 할 수 있다. 이때 아령은 너무 무겁지 않은 것으로 반복 횟수를 많이 하는 것이 좋다. 스트레칭은 유연성을 길러줄 뿐만 아니라 근력에도 도움이 된다. 또 근육의 긴장을 완화시켜 운동 중에 다치지 않고 자유롭고 쉽게 동작을 가능하게 한다. 따라서 운동 전후 10~15분 정도 스트레칭을 하는 것이 좋다.

최소 주 3~5회 이상 유산소운동을 하되 몸에 무리가 가지 않도록 휴식일을 가지는 것이 권장된다. 예를 들어 7일 내내 운동을 하거나, 4일 연속 운동을 하고 3일 연속 쉬는 것은 모두 바람직하지 않다고 볼 수 있다. 운동 강도는 약간 숨이 차지만 대화는 가능한 정도가 좋다. 낮은 강도에서 시작하여 2주 간격으로 점차 높여 중강도로 유지한다. 운동 중 심박수가 자신의 최대심박수의 40~70%가 되도록 한다. 1분에 130~150회가 적당하며, 비만 소아청소년의 경우 분당 170회를 넘지 않도록 주의한다.

권장되는 운동 시간은 운동의 강도에 따라 달라지는데, 처음부터 높은 강도의 운동을 선택하면 운동 시간은 짧은 대신 운동에 의한 손상 가능성이 있다. 그렇기 때문에 초기에는 가벼운 운동으로 시작해서 운동 시간을 점차 늘리는 전략이 필요하다. 하루 20~30분 정도 가벼운 운동으로 시작해서 30~60분 정도 할 수 있게 되면 강도를 점차 늘릴 수 있다. 중강도 운동은 20~30분, 고강도 운동은 15~20분씩 섞어서 실시하는 것도 좋은 방법이다.

정리하면 일주일에 4~5일은 빠르게 걷기, 자전거, 수영, 에어로빅, 수중 걷기 등 유산소운동 및 스트레칭을 하고, 일주일에 2~3일은 레크리에이션과 근력운동인 가벼운 아령 운동과 팔굽혀펴기, 앉았다가 일어서기 등을 시행하는 것이 이상적이라고 볼 수 있다.

행동치료

소아청소년기는 신경세포의 수초화 및 시냅스 가지치기 등 대뇌의 성숙이 활발하게 일어나는 시기이다. 아직 뇌가 충분히 성숙하지 않은 소아청소년의 경우 성인에 비해 보상 추구 성향이 강하고 쉽게 흥분하고 충동적이며, 계획하고 조직하는 능력이나 위험과 이익을 비교해 미래의 이익을 위해 즉각적인 만족을 지연시키는 능력이 부족하다.

따라서 이들에게는 장기적인 건강 위험을 고려하여 행동계획을 일관적으로 지키는 것이 쉽지 않다. 특히 청소년의 경우 어른들의 지시를 잘 따르지 않고, 또래 행동에 쉽게 휩쓸리거나, 감정 또는 충동에 기반한 선택을 하곤 한다. 그러므로 성인 대상의 행동치료와 소아청소년 대상의 행동치료는 다르게 공식화될 필요가 있다.

우선 비만의 행동치료에 앞서 소아청소년 각각의 동기와 준비도에 대한 평가가 선행되어야 한다. 스스로 체중 감량을 원하는지, 스트레스 수준은 어떠한지, 기분장애나 불안장애, 식이장애를 동반하였는지, 문제행동에 대한 자기 실천 의지가 있는지, 희망 체중은 어떠한지 등을 확인해야 한다.

그 후에 에너지 섭취 및 운동량 목표를 설정한다.

식습관과 생활습관 조절, 운동을 시작했다면, 식사일기와 운동일기를 쓰고 스스로 또는 부모와 함께 모니터링한다. 이는 치료 측면에서 자기관찰의 효과가 있다. 식사 전후 어떤 생각, 감정, 신체감각, 행동이 있는지, 어떤 내외적인 요인이 폭식, 금식, 절식 등의 도움이 되지 않는 행동에 영향을 미쳤는지를 파악한다. 그렇게 자신에 대해 더 잘 알게 되고, 목표를 정하고, 검토를 하고, 모니터링을 할 수 있게 되는 것이다. 이는 문제 해결 전략의 수립으로 이어지고, 연습과 훈련을 반복하면 비만을 초래하는 행동의 재발을 방지할 수 있다. 다만 이와 같은 행동수정 전략을 시도할 때는, 부모나 치료자가 지나치게 통제하기보다 소아청소년 스스로가 자신의 행동을 결정할 수 있게 하는 것이 좋다.

행동강화도 중요하다. 문제행동을 교정하고 좋은 습관을 유지했을 때 적절한 보상을 하면, 행동을 강화할 수 있다. 이를 위해 부모나 치료자와 먼저 계약서를 작성하고 목표를 달성했을 때 어떤 보상을 받을지 정해놓는 것도 방법이다.

비만을 초래하는 환경적 자극 조절도 중요하다. 여기에는 집 안에 살찌는 음식을 두지 않기, 가족 간 부적절한 음식 이야기하지 않기, 식사는 정해진 장소와 정해진 시간에 규칙적으로 하도록 하기, 매끼 정해진 양만 먹도록 교육하기, 가능하면 가족과 함께 식사하기 등이 포함된다.

가족의 참여와 사회적 지지 또한 필수적이다. 적절한 부모 교육을 통해 자녀의 습관을 재정비하고, 환경을 개선하도록 도울 수 있다. 소아청소년은 특히 가족의 참여와 지지가 큰 도움이 된다. 특히 저학년일수록 가족력의 영향이 크고, 가족의 역할이 중요하다. 실제로 부모가 소아청소년이 모델링할 수 있는 본보기가 될 경우, 유의미한 효과가 있었다는 보고가 있다.

약물치료

• **올리스타트:** 미국 식약처에서 소아청소년에게 유일하게 승인한 약물로, 12세 이상에게 사용 가능하다. 위장관에 있는 지방분해효소를 억제하여 섭취한 지방의 분해와 장내 흡수를 감소시키고 대변으로 배출시킨다. 하지만 지방변, 변실금, 간독성 등의 부작용이 있고, 지용성 비타민의 보충이 필요할 수 있다.

• **메트포민:** 10세 이상의 소아청소년 2형 당뇨병에 허가된 약물로, 하루 1~2회 경구투여한다. 소아청소년에게 비만치료제로 승인되지는 않았지만, 비만 소아에게 투여했을 때 체질량지수가 유의미하게 감소했다는 연구 결과가 있다.

• **토피라메이트:** 2세 이상 소아에게 항전간제로 사용되며 12세 이상에서는 편두통치료제로 사용된다. 소아청소년에게는 비만치료제로 승인되지는 않았으나, 체중 감소뿐만 아니라 내장지방이 유의미하게 감소하였다고 보고된 바 있다.

• **리라글루티드:** GLP-1 수용체 효현제로서 최근 성인의 비만치료제로 많이 사용되고 있다. 피하주사로 자가투여하는 약제이다. 미국 식약처 FDA에서 소아청소년 2형 당뇨병 치료제로 허가를 받았으나, 아직 소아청소년의 비만치료제로 승인되지는 않았다. 12세 이상 소아청소년 비만치료에 효과적이었다는 임상연구결과가 발표된 바 있다. 부작용으로 오심과 구토가 있을 수 있다.

수술적 치료

소아청소년은 어떤 경우에 수술을 고려해야 할까? 소아청소년은 체질량지수 $35kg/m^2$ 이상이면서 주요 동반질환(2형 당뇨병, 중등도 이상의 수면무호흡, 중증 비알코올 지방간, 또는 가성 뇌종양) 중 한 가지 이상이 있는 경우에 수술을 고려한다. 혹은 체질량지수 $40kg/m^2$ 이상이면서 그 이외의 동반질환(고혈압, 내당능장애, 이상지혈증, 중등도 이하의 수면무호흡, 상당한 정도의 삶의 질 저하 또는 일상생활의 상당한 장애) 중 한 가지 이상이 동반되었을 때 수술을 고려한다.

성장 중인 소아청소년에게 수술적 치료를 시행할 때는 엄격한 기준이 적용된다. 최소 수술 가능한 연령은 생리적인 성숙도에 따라 달라진다. 테너 척도(Tanner stages, 성 성숙도 평가) 4단계 이상이면서 골연령을 기준으로 성인 신장의 95% 이상이고, 성장이 종료되었으며, 골연령이 여성은 14세 이상, 남성은 16세 이상이어야 한다. 이렇게 수술적 치료 시행을 위한 발달이 최소한의 조건을 충족했는지 여부와 체질량지수를 함께 감안하여 수술을 결정한다. 주로 많이 사용하는 수술 방법은 위밴드술, 위소매절제술, 루와이위우회술 등이 있다.

소아청소년 비만치료의 단계적 접근은?

소아청소년 비만치료는 연령과 비만도에 따라 다음과 같이 단계적으로 접근하는 것을 권고하고 있다. 1단계에서 시작해 단계별로 3~6개월간 시행 후 목표치에 도달한 정도를 평가하고, 필요하면 다음 단계로 넘어간다.

•**1단계:** 예방적 접근 단계로 과체중 및 비만 아동과 그 가족에게 건강한 식생활과 활동 방식을 교육한다. 외식보다는 집에서 식사하는 횟수를 늘리고, 매일 권고하는 식단으로 아침식사를 하도록 한다. 채소와 과일의 섭취를 늘리고 탄산음료 등 당분이 첨가된 음료수를 제한한다. TV 시청 시간과 게임 시간을 하루 2시간 이하로 줄이고, 이때는 간식 섭취를 제한한다. 하루 1시간 이상 활발한 신체활동을 하도록 격려한다. 엘리베이터가 아닌 층계를 이용하도록 한다. 식사일기와 운동일기를 쓰게 한다. 생활습관 변화에 가족 구성원 전체가 참여하도록 한다.

•**2단계:** 구조화된 체중 조절 단계로 1단계와 비슷하지만, 구조화된 내용

으로 행동변화를 강화시켜 올바른 식습관과 생활습관을 가지도록 한다. 영양권장량에 따라 계획되고 규칙적이며 균형 잡힌 식사와 간식을 섭취하도록 한다. 치료를 받는 소아청소년뿐 아니라 가족 모두가 동일한 식단, 조절된 양의 식사를 한다. TV와 게임 시간을 1시간 이하로 제한하고, TV 시청 시에는 움직이도록 권고한다. 하루 1시간 이상의 운동을 하도록 감독하고, 이를 일기로 기록하게 한다. 엘리베이터가 아닌 층계를 이용하도록 한다.

• **3단계**: 포괄적 다학제적 처치 단계로, 외래 방문 횟수 및 행동수정의 강도가 높아진다. 소아청소년과 의사, 정신과 의사, 영양사, 운동치료사, 사회복지사 등 여러 전문 분야로 구성된 전인적이고 다학제적인 팀이 개입하게 된다. 가족을 포함하여 엄격하게 식사 조절을 하고, 운동 강도를 높이고, 스트레스에 대처하는 방법을 가족회의에서 논의한다. 매주 신체측정과 식사, 운동에 대한 점검이 이루어지며 상황에 대처하는 내용이 포함된 구조화된 행동수정이 이루어진다. 12세 미만의 소아는 부모가 함께 참여하게 하여 집 안 환경을 개선하고 정기적인 방문을 유도한다.

• **4단계**: 1~3단계에서 호전이 없는 경우, 또는 고도비만인 소아청소년을 대상으로 강도 높은 처치를 시행하는 것이다. 치료 내용으로는 철저한 열량 제한과 약물치료가 포함되며, 최후의 방법으로 수술적 치료도 고려한다.

4교시

건강체형의 중요성

비만치료는 날씬하고 예쁜 체형을 만드는 것이 아니다. 가장 큰 목적은 건강한 몸과 건강한 정신이다. '프로아나' '개말라' '뼈말라'처럼 잘못된 인식으로 비롯된 위험한 용어가 난무하는 요즘이다. 이런 위험한 용어는 무조건적이고 위험한 다이어트로 비만환자를 내몰 수 있다. 단순히 체중이 덜어진다고 건강해지지 않음을 인식해야 한다. 4교시에서는 체중계 숫자와 건강의 관련성, 저체중의 문제점, 그리고 건강한 체형이랑 무엇인지 정리한다. 또한 건강한 체형을 위한 건강한 생활습관을 제시한다.

체중계의 숫자와 건강의 관련성

바야흐로 다이어트 열풍의 시대이다. 다이어트 관련 약제와 건강기능식품이 넘쳐나고 있고, 다양한 다이어트 방법들이 여러 매체를 통해 광고되고 있다. 현대인들이 다이어트에 집중하는 이유는 무엇일까?

가장 큰 이유는 비만 또는 과체중은 건강하지 못하다는 신호이기 때문일 것이다. 체중이 많이 나가는 사람은 고혈압, 고콜레스테롤혈증, 당뇨병, 심장 및 뇌혈관질환 등 대사성 질환을 가지고 있을 가능성이 높다는 여러 연구들이 있다. 이러한 대사성 질환들은 합병증 발생률이 높고, 이로 인한 사망률의 증가를 초래한다. 그러나 단순히 체중이 많이 나간다고 대사성 질환의 발생이 증가하는 것은 아니다. 키와 체중의 비율, 복부비만의 정도, 근육과 지방의 비율 등 다양한 신체 계측 자료를 바탕으로 대사성 질환 위험도를 예측하는 것이다. 쉽게 말하자면 체중 100kg의 씨름선수보다는 체중 70kg의 복부비만인 직장인이 대사성 질환의 위험이 더 높다는 것이다.

하지만 다이어트에 열중하는 사람들 대부분은 대사성 질환을 예방하고 치료하려는 목적보다 미용을 목적으로 하는 경우일 것이다. 남들보다 더 날씬한 몸을 가지기 위해 다이어트를 한다. 미용을 목적으로 하는 다이어트의 경우 여러 신체 계측 자료 중에서 체중에만 집착하기 쉽다. 대부분 다이어트 관련 상품 광고를 봐도 단기간에 더 많은 체중 감량을 홍보하는 것이 대다수이다. 체중을 줄이는 가장 쉬운 방법은 먹는 것을 줄이는 것이다. 그러나 음식은 인간의 생존을 위한 에너지의 유일한 공급원이다. 굶는 것으로 체중을 줄이려는 노력은 자기 몸의 건강을 해치려 노력하는 것과 같다.

다이어트의 본질을 다시 한번 생각해보자. 우리가 비만을 피하려는 이유는 건강해지기 위해서다. 체중계의 숫자를 줄이기 위해 다이어트를 하는 것이 아니라 건강한 삶을 오래 영위하기 위해서 다이어트를 하는 것이다. 체중은 건강의 절대적인 지표가 아니라 여러 지표 중 하나일 뿐이다.

저체중의
문제점은 무엇인가?

기아로 인한 저체중을 제외하고 가장 극단적인 형태의 저체중은 섭식장애 환자에게서 볼 수 있다. 흔히 거식증이라고 하는 신경성 식욕 부진 환자의 경우 자신이 이미 저체중임에도 불구하고 비만이라는 생각에 사로잡혀 있다. 스스로 비만이라고 생각하기 때문에 극단적으로 음식 섭취를 줄이고 조금이라도 음식을 먹고 나면 죄책감에 사로잡혀 인위적인 구토를 유발한다. 예전에 프랑스의 한 여자 모델이 거식증으로 사망한 일이 있었는데, 사망 당시의 그녀는 키 170cm에 몸무게는 30kg이 채 되지 않았다고 한다.

거식증 환자처럼 음식을 먹고 구토를 하지는 않겠지만, 스스로를 비만이라고 착각하고 사는 사람들은 많다. 특히 젊은 여성에게 흔하다. 여대생 100명 정도를 대상으로 한 연구에서 과체중 이상 비만군은 14% 정도, 정상체중군은 56% 정도였다. 나머지 30% 정도의 학생들은 정상체중 이하의 저체중군이었으며, 특히 극심한 저체중도 2% 정도에 이르렀다. 이러한 현상은 수년간의 국민영양조사 결과에서도 비슷하게 나온다. 외모를 중요시하는 20대 여성의 저체중 비율이 16.9% 정도이다. 다이어트에 가장 열중하는 집단은 아마도 정상체중군일 것이다. 그들은 저체중을 목표로 다이어트를 하고 있는 것이다.

저체중은 비만과 마찬가지로 건강에 악영향을 미친다. 저체중은 면역력을 떨어뜨려 각종 감염병 위험을 높인다. 영양 공급이 부족하면 당장 면역세포 기능이 떨어지고 세균이나 바이러스 등의 감염에 취약해진다. 실제로 저체중인 사람은 결핵이나 간염과 같은 감염성 질환에 잘 걸리는 것으로 보고된 바 있다. 또한 저체중인 사람은 단백질, 칼슘, 비타민D 등 영양소 섭취가 제대로 안 될 가능성이 크다. 이로 인해 근육세포가 위축되고 근육량이 줄어든다. 적당한 근육은 뼈를 보호하는 역할을 하는데, 근육이 없어지면서 뼈가 충격에 고스란히 노출되는 것이다. 실제로 골다공증의 위험요인 가운데 하나가 저체중이다.

그 외에도 저체중인 사람은 뇌가 정상적으로 활동하는 데 필요한 영양분이 부족하여 치매에 걸릴 확률이 높으며, 호흡기 근육 약화 등으로 인해 호흡기 질환에 걸릴 확률이 높다는 보고도 있다. 특히 우울증의 경우 과체중인 사람보다 저체중인 사람이 우울증에 걸릴 위험도가 높다는 연구도 있어, 정신건강 및 신체건강을 지키기 위해서는 과체중뿐만 아니라 저체중도 피하는 것이 좋다.

건강체형이란
무엇일까?

건강체형은 단순히 체중만으로 결정되지는 않는다. 많은 의사들이 오랜 기간 여러 신체 계측 지표를 이용하여 건강체형을 정의하려고 노력하였다. 다음은 대표적인 지표들이다.

가장 널리 알려진 지표로는 체질량지수(Body Mass index, BMI)가 있다. BMI는 체중과 키의 비율을 이용하여 간단하게 비만을 측정하는 지수이다. 예를 들어 키가 175cm이고 체중이 70kg인 사람의 BMI 계산은 '70÷(1.75×1.75)=22.9'이다(키는 미터 단위로 환산). 예시에 나오는 사람의 체질량지수는 22.9인 것이다. 한국인 기준으로 BMI 22.9는 정상체중이라고 정의할 수 있다. BMI가 정상범주에 들어간다는 것은, 비만으로 인한 대사성 질환의 가능성이 낮다는 것이다.

그러나 단순히 BMI만을 가지고 정상체형을 규정하기에는 한계가 있다. BMI는 단순히 키와 체중만을 이용해 계산하기 때문에 체지방과 근육량 비율 등은 반영하지 못한다. 그러므로 보디빌더처럼 근육량이 많은 경우, 체지방이 많지 않아도 근육량의 무게로 인해 비만으로 진단될 수 있다

〈도표 6〉 우리나라의 체질량지수 기준

	체질량지수(BMI)
저체중	18.5 미만
정상체중	18.5~23
과체중	23~25
비만	·경도비만: 25~30 ·중등도비만: 30~35 ·고도비만: 35 이상

• 체질량지수 = 체중(kg)÷키(m)×키(m)

는 문제점이 있다. 근육은 같은 부피의 지방보다 무거운데, 지방은 적고 근육이 많은 사람과 근육은 없고 지방이 많은 사람을 비교하면 전자의 BMI가 높게 나온다. 특히 BMI 지수로 남녀 비만율을 평가할 때 문제가 드러나게 된다. BMI의 한계를 보완하려면, 부가적으로 복부둘레나 체성분 검사를 통해 근육과 지방이 얼마나 있는지 체크해 적정 체중 상태를 다각적으로 평가해야 한다.

WHR(waist to hip ratio)은 허리둘레와 엉덩이둘레 비율로 복부비만을 판정하는 지표이다. 허리둘레는 배꼽 위치 혹은 가장 가는 부위, 엉덩이둘레는 대전자(greater trochanter) 위치 혹은 가장 넓은 부위의 둘레를 줄자로 측정한다.

WHR은 성별에 따라 다르게 적용한다. 남성은 WHR 0.9 이상, 여성은 WHR 0.85 이상일 때 복부비만으로 정의한다. BMI 수치가 같다 하더라도 WHR이 높은 사람들이 사망률이 높다는 연구결과도 있다. 전체 체중보다 복부비만의 정도가 건강에 더 해롭다는 것을 말하는 것이다. 허리둘레만을 기준으로 성인 남자는 90cm 이상, 성인 여자는 85cm 이상을 복부비만으로 규정한다.

이와 비슷하게 WtHR(waist to height ratio)이 있다. WtHR은 허리둘레를 키로 나누어 구한다. WtHR이 0.43 미만이면 저체중이고, 0.43~0.53은 정상, 0.53~0.58은 과체중, 0.58 이상이면 비만으로 분류한다. 허리둘레를 고려한 여러 지표들은 복부비만의 위험성을 알려주며, 건강체형이 몸무게만으로 결정되지 않는다는 것을 알려주는 중요한 지표이기도 하다.

마지막으로 가장 중요한 지표는 체지방률이다. 체지방률이란 체중에 대한 체지방의 비율로, 정상적인 체지방률은 남자는 10~20%, 여자는 18~28%이다. 체지방률이 높을수록 대사질환의 위험성이 높아진다. 체지방률은 흔히 '인바디'라고 부르는 생체전기 임피던스법(BIA, Bioelectrical Impedence Analysis)으로 측정할 수 있다. 근육을 이루는 단백질의 경우 3~4배 많은 물을 포함해서 저장되지만, 지방은 단독으로 저장된다. 이렇게 근육과 지방의 수분 함량이 차이가 나고, 그에 따라 전류의 흐름의 차이로 인해 저항값이 차이가 난다. 이것을 이용해 몸속의 근육량과 지방량을 추정해보는 방법이 바로 생체전기 임피던스법이다.

지방은 우리 몸에 매우 중요한 에너지원으로 사용되기 때문에 체지방률이 낮다고 해서 무조건 좋은 것은 아니다. 남성은 2~4%, 여성은 10~13%의 필수지방을 유지하는 것이 바람직하다고 알려져 있다. 또한 우리 몸의 지방은 크게 피하지방과 내장지방으로 나눌 수 있으며, 이 중에서 건강에 더욱 큰 영향을 미치는 것은 내장지방이다.

따라서 건강체형이란 단순히 마른 몸만을 말하는 것이 아니다. 키에 걸맞은 체중을 가지면서 근육과 지방의 비율이 적절히 유지되는 몸을 뜻한다. 이러한 몸이 우리가 원하는 아름다운 몸일 것이다. 너무 적지도 않고 너무 넘치지도 않는 적당함이 우리가 추구해야 할 건강체형이다.

굶는 다이어트
vs 운동중독

건강체형을 만들기 위한 대표적인 전략은 '적게 먹고 많이 움직이기'이지만, 가장 실패하기 쉬운 전략이기도 하다. 우선 '적게 먹기' 전략을 살펴보자.

체중 감량을 원할 때 가장 손쉽게 선택하는 '굶는 다이어트'는 일시적으로 살이 빠져 보일 수는 있으나, 필수 영양소 결핍 등 부작용을 수반한다. 그리고 굶는 다이어트는 식욕을 상승시킨다. 항상 배고픈 상태가 유지되면 음식에 대한 갈망은 커질 수밖에 없다. 극도로 제한된 칼로리만을 공급하면 우리 몸은 근육을 파괴해 에너지를 얻으려 한다. 근육 소실은 기초대사량 저하를 일으키고 굶다가 음식을 먹으면 살이 더 잘 찌는 체질로 변하게 된다. 굶는 다이어트로 인한 요요현상이 심한 이유이다.

또한 칼로리의 급격한 저하는 갑상선 기능의 저하를 초래한다. 갑상선 호르몬은 우리 몸의 대사 속도를 조절하는 역할을 한다. 즉 갑상선 호르몬이 많이 분비되면 우리가 먹은 음식이 빨리 타서 없어지고 체중이 감소하는 것이다. 대부분 갑상선기능저하증(갑상샘저하증) 환자들은 비만의 위험성이 높다. 즉 굶는 행위가 비만을 초래할 수 있는 것이다.

반면 운동중독은 어떨까? 운동을 많이 하면 칼로리 소비가 촉진되어 살이 쉽게 빠진다는 것은 상식이다. 그러나 신체활동 및 운동이 체중 감량과는 별로 상관이 없다는 연구들이 많다. 하루 종일 움직이는 사람과 그렇지 않은 사람의 칼로리 소모량은 거의 차이가 나지 않는다는 것이다. 왜 운동을 해도 살이 빠지지 않는 것일까?

첫 번째 가능한 설명은 보상심리이다. 2009년에 발표된 한 연구에 따르면, 사람들은 보통 운동 후에 식사량을 늘리는 것으로 나타났다. 또 어떤 이들은 운동을 하고 난 뒤, 일상생활에서는 에너지를 일부러 덜 사용하는 것으로 조사되기도 했다. 즉 운동을 했다는 보상심리에서 평소 이용하던 계단 대신 엘리베이터를 이용하는 식이다. 또한 2012년의 또 다른 연구결과에 따르면, 사람들은 일반적으로 자신의 운동량에 대해 과대평가하는 경향이 있다. 예를 들어 1시간 동안 러닝머신을 열심히 한 사람은 자신의 평소 식사량보다 많은 칼로리를 소모했다고 생각하는 것이다.

두 번째 가능성은 우리 몸이 생존을 위해 대사 속도를 조절한다는 것이다. 즉 격렬한 운동을 지속적으로 하면 신체는 미래를 대비하는 에너지를 저장하기 위해 일부러 신진대사 속도를 느리게 한다는 가설이다. 대부분의 사람은 호흡 등 기본적인 신체 기능에 필요한 기초대사를 위해 총 에너지의 60~80%를 사용하고, 음식을 섭취하고 소화하는 데도 10%를 사용한다. 운동 등의 신체활동에 드는 에너지는 나머지인 10~30%에 불과한 셈인데, 신체활동을 위한 에너지 비율이 높아지면 기초대사율을 낮추어 '대사 보정'을 하게 된다는 것이다.

앞에서 봤듯이, 건강체형을 만드는 방법은 무작정 굶고 무조건 열심히 운동하는 것이 아니다. 어느 한 쪽으로 치우친 것이 아닌, 건강한 식사를 하면서 건강한 생활습관을 가져야 한다.

건강한 체형을 만드는 건강한 생활습관

건강한 체형을 만들고 유지하기 위해서는 결국 생활습관의 변화가 필요하다. 적게 먹고 많이 움직이는 것이 가장 좋은 전략이다. 하지만 이 전략은 가장 실패하기 쉽다. 적게 먹고 많이 움직이는 전략을 효율적으로, 오래 지속하는 것이 실패를 피하는 유일한 길이다. 단기간의 체중 감량이 아니라 건강한 몸으로 건강한 삶을 지속하는 것을 목표로 삼아야 한다. 이제부터 건강체형을 만들기 위한 지속가능한 방법을 알아보자.

현명한 목표 설정

한 달 만에 10kg을 감량하겠다는 비현실적인 단기 목표는 실패할 수밖에 없다. 설사 성공한다 하더라도 10kg이 줄어든 병든 몸을 만들 뿐이며, 얼마 지나지 않아 원래 몸무게의 병든 몸을 가지게 될 뿐이다. 그러니 현명한(SMART) 목표를 설정해야 한다.

여기서 SMART는 분명하고(specific), 측정 가능한 지표를 기반으로 한 (measurable), 성취 가능한(attainable), 현실적인(realistic) 목표를 시간을 정해놓고(time-bound) 수행하라는 것이다. 예를 들어 6개월 후에 5kg을 감량하면서 허리둘레를 1인치 줄일 것이라는 분명하고 실현 가능한 목표를 설정하는 식이다. 예시와 같이 분명한 목표를 설정해야, 어떤 방법으로 해당 목표를 달성할 것인지에 대한 계획을 세울 수 있다.

강도 높은 유산소운동과 근력운동의 병행

보통 운동을 시작할 때 걷기부터 시작하는 사람들이 있다. 만보 걷기 운동이 대표적이다. 하루에 1만 걸음을 걷는 운동인데 사실 그리 효율적인 운동 방식은 아니다. 1만 걸음을 걸으려면 2~3시간이 걸리지만 체중 조절을 위한 운동으로써의 효율은 매우 낮다. 1분 동안 전력 질주를 5번 반복하는 것과 비슷한 정도의 효율이라고 생각하면 된다. 즉 낮은 강도의 운동을 오랜 시간 하는 것보다 고강도 운동을 짧은 시간 하는 것이 더 효율적이다. 물론 고강도 유산소운동을 갑작스럽게 시작하면 몸에 부담을 주기 때문에 서서히 강도를 올리는 것이 좋다.

하지만 유산소운동만으로 아름다운 체형을 만들기에는 부족하다. 뱃살과 허벅지살은 줄었는데, 몸의 탄력도 같이 줄어드는 일이 생길 수 있다. 체지방 감소에는 유산소운동이 좋지만, 근육량 증가를 위한 근력운동을 소홀히 하면 안 된다.

건강한 식단의 영양소 섭취

체중 조절을 위해 식사량을 줄이는 경우가 많다. 특히 탄수화물 섭취를 극단적으로 제한하는 경우를 자주 보게 된다. 탄수화물이 다이어트의 적인 것은 맞지만, 탄수화물이 우리 몸에 에너지를 공급하는 주요 에너지원이라는 사실도 잊지 말자. 적절한 강도의 운동을 꾸준히 지속한다면, 적당한 양의 탄수화물은 체중 조절의 적이 아니라 아군이 될 수 있다. 정작 줄여야 할 것은 간식이다. 제때 밥을 먹지 않아 생긴 공복감을 해소하기 위해 군것질을 한다면, 자칫 밥 한 공기보다 더 많은 칼로리를 섭취할 수 있다. 제때 먹는 적절한 식사는 간식과 야식을 줄이는 데 효과적이다.

건강한 체형을 만들려면 식단 또한 건강하게 구성해야 한다. 가공식품, 패스트푸드 등을 피하고 과일과 채소 중심의 건강한 식사를 하는 것이 좋다. 한마디로, 밖에서 사 먹는 식사보다는 집에서 정성껏 차린 식사가 건강한 식단이다.

지금 바로 시작하는 건강체형 만들기

체중 조절은 인간의 본성을 거스르는 행위이다. 편히 쉬고 싶고, 맛있는 것을 먹고 싶은 본능을 거슬러 덜 먹고 힘들게 운동을 해야 하는 것이다. 좋은 것은 바로 하고 싶지만, 힘든 것은 나중으로 미루게 된다. 그러니 지금 바로 시작해야 한다. 이 글을 읽는 것만으로는 아무것도 변하지 않는다. 이 글을 읽을 시간에 달리기를 하는 것이 더 효과적이다. 어떤 것이든 지금 행동으로 옮기자.

하지만 무엇이든 재미가 있어야 계속할 수 있다. 체중계의 숫자에 연연하는 '체중 감량'이라는 행위는 즐거울 수 없다. 숫자의 지옥을 벗어나지 못하는 스트레스의 원천일 뿐이다. 우리가 식단을 조절하고 운동을 하는 것은 체중계의 숫자를 줄이고자 하는 것이 아니다. 건강한 몸을 얻기 위함이다. 비만에서 벗어나 건강한 몸으로 돌아오는 행위 자체가 중요한 것이다. 체중은 그대로일지 모르지만, 지방이 근육으로 변하고 있음을 몸으로 느낄 것이다. 요요현상이 없는 지속가능한 건강체형은 즐겁게 생활습관을 교정하면 자연스럽게 찾아올 것이다.

OBESITY

—— Part 2 ——
비만 극복하기

CLASS

5교시

운동요법

체중 감량을 다짐할 때 대부분 의욕적으로 운동을 시작한다. 하지만 하루에 몇 시간씩 운동을 하는데도 살이 잘 빠지지 않는다고 하소연하는 사람이 많다. 오히려 체중 감량을 위해 운동을 무리하게 하다가 관절이나 근육을 다치기도 하고, 고강도 운동을 한 뒤에 오히려 식욕이 올라와 보상심리로 과식을 해 체중 감량에 방해가 되기도 한다. 이러다 보니 운동을 열심히 하려던 처음의 마음은 금방 작심삼일이 되고, 음식만 제한하는 방식으로 노선을 변경하는 경우도 많다. 또 어떤 사람들은 다이어트 초기에 식욕억제제를 이용하여 빠르게 체중을 줄이는데, 이러한 경우 운동이 필요하지 않다고 느끼기도 한다.

　살을 빼기 위해 힘든 운동을 꼭 해야 하는 걸까? 과정은 힘들고 효과는 미미한데 운동을 왜 해야 하는 걸까? 5교시에서는 체중 감량 과정에서 운동이 필요한 이유와 본인에게 맞는 운동법을 이해하고, 운동을 지속적으로 할 수 있는 방법을 알아보려고 한다.

왜 운동이
필요한걸까?

운동을 하면 과연 살이 빠질까?

운동으로 살을 빼려면 어떻게 해야 할까? 널리 잘 알려진 것처럼 섭취한 칼로리보다 몸을 움직여 소비한 칼로리가 더 많은 상태인 음의 에너지 균형(Negative energy balance)이 필요하다. 식사는 그대로 하면서 운동만으로 체중을 감량하는 효과를 확인하는 연구에 따르면, 6개월간 유산소운동을 지속했을 때 1.6kg의 체중 감소가 있었다. 같은 조건으로 더 긴 6~12개월 간 운동했을 때는 기존 체중에서 2~3% 감소가 가능했다. 그러나 그 이상의 체중을 감량하려면 더 높은 강도로 더 오래 운동을 해야 했다. 고강도 운동으로 하루 600칼로리를 소모하는 것을 4개월 동안 유지했을 때 기존 체중보다 3~5% 감량할 수 있었다.

그런데 75kg의 성인이 600칼로리를 소비하기 위해서는 축구 1시간, 자전거 타기 1시간 반, 또는 탁구를 2시간 해야 한다. 바쁜 현대인들은 매일 이렇게 긴 시간을 운동에 투자하기가 어렵다. 게다가 비만환자들이 고강

<도표 7> 운동과 식이 조절 그룹별 체중 변화

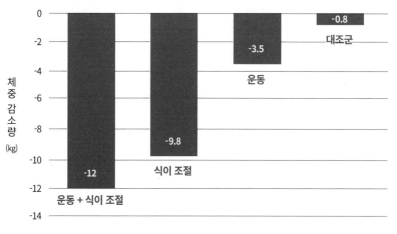

• 자료: 12개월 동안 운동, 식이 조절을 각각 단독으로 한 그룹과 운동과 식이 조절을 같이 한 그룹의 체중 변화를 측정함

도의 유산소운동을 갑자기 하기 어렵다는 점을 고려할 때, 현실적으로 운동만으로 체중을 감량하는 것은 이론처럼 간단하지 않다. 이러다 보니 생각보다 살이 더디게 빠지게 되고 좌절하다 다이어트를 포기하는 사람들이 많다.

운동을 통한 칼로리 소모가 살을 빼는 데 결정적인 영향을 준다는 증거들은 아쉽게도 부족하다. 여러 연구에서 상반된 연구결과들이 보고되기 때문이다. 여러 연구에 따르면 운동의 체중 감량 효과는 식이 조절보다 부족했다. 식이 조절, 운동, 식이 조절+운동, 3개 그룹으로 나누어 체중 감량 효과를 비교해봤을 때, 대부분 식이 조절과 운동을 같이 한 그룹에서 체중 감량 효과가 가장 좋았다. 식이 조절만 단독으로 시행한 그룹은 그다음이었다(《도표 7》 참고).

운동만 하는 그룹은 체중 감량 효과는 적었지만 신체 기능이 향상되는 효과가 있었다. 운동을 아예 하지 않은 집단과 비교하면 초기에 체중 감소 효과는 있었고, 신체 기능과 삶의 질이 향상되는 효과가 있었다.

살 빠지는 효과도 적은데, 왜 운동을 해야 할까?

직접적인 체중 감량 효과가 적더라도 살이 잘 빠지는 몸을 만들려면, 그리고 감량한 체중을 유지하려면 운동은 필수다. 운동의 중요성은 체중을 유지하려고 할 때 더 두드러진다. 감량한 체중을 유지하는 데는 식이 조절보다 운동이 더 효과적이었다. 체중 감량에 성공한 후 운동을 지속한 그룹은 느리고 적은 양의 체중 증가를 경험한 반면, 운동을 중단한 경우는 다시 원래 체중으로 돌아가는 경향이 컸다(《도표 8》 참고).

지속적인 운동은 먹는 양을 줄여서 감량한 체중을 유지하는 데 도움이 된다. 식이제한으로 체중을 감량하면 우리 몸은 오랫동안 굶주린 것에 대한 반응으로 식욕이 올라가고, 뼈나 근육과 같은 지방 외 신체 구성 요소들은 감소하여 에너지요구량은 줄어든 상태가 된다. 이러한 에너지 차이는 과식을 유발하여 다시 체중이 증가하는 결과로 이어진다. 이 상황에서 운동은 에너지 소비를 증가시키고 식욕을 억제하여, 에너지 차이를 일치하게 만들고 체중을 유지하는 데 중요한 역할을 한다.

또한 운동은 음식 섭취를 제한할 때 나타날 수 있는 몸의 지방 축적 현상을 방어해준다. 다이어트 과정에서 먹는 양을 줄이면 우리 몸은 남는 잉여 에너지를 지방으로 축적하려는 경향이 강해진다. 매일 굶다시피 하다가 '치팅데이'라며 마음껏 먹어버리는 날에는, 발생한 여분의 에너지가 지방으로 저장될 가능성이 더 높아지는데, 운동은 이 현상을 억제하여 체

<도표 8> 체중 감량 이후 운동 지속 여부에 따른 체중 변화

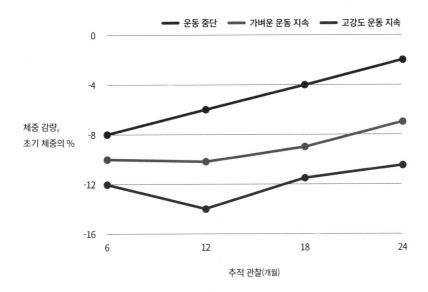

중 증가를 막아준다.

　즉 단순히 칼로리를 소비하여 체중을 감량하는 목적이 아니더라도 일정한 체중을 유지하고 다시 살이 안 찌는 몸이 되기 위해 운동은 필수이다. 그렇지만 많은 비만환자의 경우 운동능력이 떨어져 있고 운동에 익숙하지 않기 때문에, 일단 감량을 먼저 하고 운동을 하겠다는 다짐은 잘 지켜지지 않는다. 따라서 체중 감량 초기부터 운동의 효과를 이해하고, 자신에게 맞는 적절한 수준의 운동을 꾸준히 할 수 있는 방법을 익혀야 한다.

비만환자에게 나타나는 운동의 효과

운동이 비만환자의 몸을 어떻게 변화시킬까?

규칙적으로 운동을 하는 습관을 가진 사람은 체중은 그대로일지라도, 허리둘레나 체지방량 감소 같은 신체 지표들이 개선될 수 있다. 뿐만 아니라 인슐린감수성을 개선시켜 혈당을 일정하게 유지할 수 있고, 혈관 내피세포 기능을 회복하여 동맥의 탄력성을 증가시켜 혈압이 정상화된다. 이는 심폐체력 증진으로 이어져 심혈관질환과 대사증후군의 발병 위험을 낮춘다. 이 외에도 골다공증, 근감소증을 예방하고 다양한 종류의 암 발병을 줄이는 효과가 있다.

이런 온몸의 변화는 비만환자의 질환으로 인한 사망률을 감소시키는 효과가 있다. 그러니 체중 감량 목표를 달성하지 못하더라도 운동을 지속해야 할 필요가 충분하다. 비만환자에게서 운동은 단순히 칼로리를 소비하는 활동의 역할만 하는 것이 아니다. 식욕을 조절해주고 체지방을 분해하여 염증을 줄여주는 전신의 효과를 가져온다.

유산소운동과 근력운동은 각각 어떻게 작용할까?

우리 몸은 수 분 내의 짧은 운동에서는 무산소 대사를, 3분 이상 지속되는 운동에서는 유산소 대사를 주로 이용하여 에너지를 공급한다. 여기서 유산소 대사란 우리 몸의 에너지 공장이라고 할 수 있는 세포 내 미토콘드리아에서 일어나는 과정이다. 우리 몸의 에너지원인 아데노신삼인산(ATP, Adenosine triphosphate)을 생성하는 과정인 것이다. 운동 초기에는 포도당을 주 원료로 이용하지만, 일정 시간 이상 운동을 지속하면 몸은 지방조직을 분해하여 나온 유리지방산을 원료로 사용한다. 그리고 이 과정에서 체지방이 감소한다.

운동이 시작되면 몸은 더 많은 에너지를 생산하는 방향으로 작동하기 시작한다. 그러면 몸의 에너지원인 ATP를 더 많이 만들라는 신호가 세포에 전달되고, 이를 위해 에너지 공장인 미토콘드리아를 더 많이 만들라는 신호도 활성화된다. 수 분 이상 꾸준하게 유산소운동을 하면 좋은 미토콘드리아가 많아져 지방을 에너지원으로 사용하는 능력이 향상되고, 많은 양의 에너지를 장시간 빠른 속도로 공급할 수 있게 몸이 적응한다.

즉 꾸준한 운동은 에너지를 더 잘 만들고 체지방 분해를 쉽게 하는 성능 좋은 세포들을 통해 당신을 먹어도 살 안 찌는 사람으로 만들어주는 것이다. 물만 마셔도 살이 찐다며 좌절한 경험이 있다면 운동의 중요성을 잊지 말자. 또한 유산소운동은 내장지방 감소에 중요하다. 같은 양의 체중이 감소했다 하더라도 식이 조절만으로 감량한 경우보다, 유산소운동을 한 경우에 내장지방 감소 비율이 더 높다.

이렇게 유산소 대사를 주로 이용하는 유산소운동은 에너지를 효율적으로 이용하여 운동 기능을 향상시킨다. 결과적으로 근육 기능, 순환 기능과 호흡 기능을 회복하게 해준다.

근육에 일시적인 힘을 주어 저항하게 하는 근력운동은 유산소운동에 비해 체중 감소 효과가 부족하다고 알려져 있다. 하지만 꾸준한 근력운동은 저밀도 콜레스테롤을 낮추며, 제지방(체성분 가운데 지방을 제외한 골격근과 조직의 무게)을 증가시키는 효과가 있다. 즉 이것은 같은 몸무게라도 근력운동을 한 사람은 체지방 비율이 낮아 더 날씬해 보일 수 있다는 것이다. 그리고 에너지 대사를 활발하게 하는 근육이 유지되고 있어 체중 감량에 유리한 몸이 된다는 것이다.

운동은 비만과 관련된 호르몬 불균형을 개선한다

비만은 단순히 칼로리 섭취와 소비의 문제가 아니라, 몸을 일정한 상태로 조절하는 호르몬의 불균형 상태이다. 먹는 양과 소비를 칼같이 계산하더라도 살이 빠지지 않는 이유는, 에너지를 사용하는 호르몬의 불균형 상태가 지속되고 있기 때문이다.

코티솔은 스트레스에 반응하여 부신에서 분비되는 호르몬으로 적절한 에너지 대사에 필수적이다. 비만은 몸의 균형을 깨트리는 스트레스로 작용하여 코티솔을 분비시킨다. 코티솔이 장기간 과도하게 분비되면 복부 내장지방을 증가시키고, 인슐린 기능을 떨어트려 혈당과 식욕 조절을 어렵게 만든다. 꾸준한 운동은 부신의 민감도를 회복시켜 코티솔 분비를 정상화한다. 일정기간 규칙적인 운동을 지속한 경우 코티솔의 일주기 변동이 회복되는 효과가 있었다. 다만 짧은 시간 동안 강도 높은 운동을 갑자기 하는 것은 몸에 스트레스가 되어, 오히려 혈중 코티솔 농도를 증가시킬 수 있기 때문에 주의가 필요하다.

또한 근육운동은 비만의 원인이 되는 인슐린저항성을 개선한다. 운동할 때 근육세포는 에너지를 생산하기 위해서 혈중 포도당을 세포 안으로 운반해야 하는데, 이 과정에서 인슐린이 작용한다. 오랜 시간 일정 강도의 근육운동을 지속했을 때 혈장 인슐린의 농도는 낮아지고 근육세포 표면에 있는 인슐린 수용체의 민감도는 증가하여, 결과적으로 포도당이 근육세포 안으로 들어가서 잘 이용될 수 있는 상태가 된다. 즉 낮은 인슐린에도 혈당 조절이 잘 되는 상태가 되어 인슐린저항성이 개선되는 결과를 얻을 수 있다.

근육이 수축과 이완을 반복하게 되면 부신에서 분비되는 또 다른 호르몬인 에피네프린과 노르에피네프린의 분비가 증가한다. 이는 지방을 분해하여 우리 몸에 에너지를 만들어내는 대표적인 호르몬들로, 근육운동의 강도가 높을수록 분비량이 증가한다. 고강도의 근육운동은 지방을 산화시켜 체지방 감소로 이어진다.

이 밖에도 고강도 운동은 지방을 분해하여 에너지를 생산하는 성장호르몬과 성호르몬의 분비를 정상화하기 시작한다. 이것은 결국 체지방 감소를 돕는다.

운동은 자율신경계와 심폐 기능을 향상시킨다

비만환자의 체지방이 증가하면 몸은 교감신경을 활성화하여 이를 방어하려고 한다. 지나치게 활성화된 교감신경계 작용들은 결국 심박수, 호흡, 체온, 소화기능, 수면과 같은 자율신경계 기능 부전으로 이어진다. 심박동변

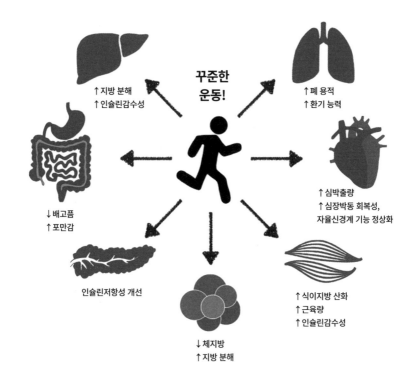

이의 저하, 식욕 조절 기능 이상, 수면장애 같은 증상들이 이에 해당된다. 이러한 자율신경계 부전 증상의 회복에도 운동이 필수적이다. 지속적인 유산소운동은 비만환자의 심장박동을 잘 회복시킨다. 유산소운동을 통해 일정한 심폐 기능을 유지하는 것은 자율신경계가 안정적으로 반응하는 데 중요한 역할을 한다.

강도 높은 운동을 꾸준히 하면, 심장에서 심박출량이 증가하여 우리 몸의 말단까지 이동하는 혈액량이 많아지고, 폐에서는 산소 섭취량을 기저보다 15~30%까지 증가시킬 수 있다. 그렇기 때문에 비만환자는 운동을 통해 심폐 기능 회복을 기대해볼 수 있다.

운동은 뇌를 건강하게 한다

땀 흘리는 운동을 한 뒤 기분이 상쾌해지고 머리가 맑아지는 경험을 한 적이 있을 것이다. 운동이 비만환자들의 신체회복뿐만 아니라 뇌의 기능에도 도움이 된다는 과학적인 근거들은 많다. 운동을 할 때 근육이 수축되며 분비되는 호르몬 유사 물질인 마이오카인은 혈관을 통해 뇌에 도달한다. 이 물질들은 인지 기능에 중요한 역할을 하는 해마에서 새로운 신경세포를 생성하여 인지 기능을 좋아지게 만들고, 식욕중추에 작용하여 입맛을 떨어트려주며, 우울한 기분을 호전시키는 효과가 있다. 또한 운동에 의해 근육이 움직이면 지방세포로부터 지방을 분해하는 아디포넥틴이라는 호르몬이 분비된다. 이 호르몬은 인슐린저항성을 개선시키고 항염증 작용을 통해 비만을 호전시키는 동시에, 신경 보호 기능을 가지고 있어 뇌에 작용해 항우울 기능을 한다(〈도표 10〉 참고).

운동은 여러 경로를 통해 비만치료를 어렵게 하는 우울감과 부정적인 생각과 같은 증상을 회복하는 데 유리한 뇌, 즉 새로운 뇌신경을 만들어준다.

또한 힘든 다이어트 과정을 포기하지 않고 지속하려면 의욕과 동기부여가 중요하다. 동기 강화에 관여하는 신경전달물질들인 세로토닌, 노르에피네프린, 도파민과 엔도르핀의 증가도 운동을 통해 얻을 수 있는 확실한 효과이다.

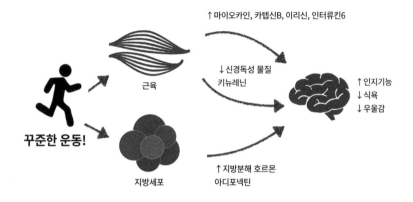

비만과 우울증은 유전적 취약성, 스트레스, 내분비계 기능 이상, 만성염증 활성화, 생활습관 문제, 섭식습관이라는 공통된 생물학적인 기전의 연결고리를 가지고 있다. 또한 기분과 음식에 관련된 뇌의 활성이 변화된 상태라는 공통점이 있다. 따라서 운동은 단순히 체지방만 감소시켜 비만을 개선하는 것이 아니다. 운동은 동반된 정서적 어려움과 왜곡된 인지 구조를 개선하여 건강 개선이라는 목표를 달성하는 데 필수적인 과정이다.

운동은 수면을 개선해 비만 예방에 도움을 준다

적절한 수면은 낮 동안 지친 신체와 호르몬을 회복하게 한다. 수면은 누워 있지만 에너지를 소모하기도 하는 중요한 신체활동 중 하나이다. 수면 감소가 생기면 앞서 언급한 스트레스 호르몬인 코티솔의 분비가 증가하고,

우리의 위에서는 식욕호르몬인 그렐린 분비가 증가하는 등 체지방 분해를 방해하는 상태가 된다. 운동은 우리 몸의 리듬을 일정하게 만들고 수면 주기 중 깊은 수면 단계를 증가시키며 얕은 수면 단계인 렘(Rem)수면을 감소시킨다. 따라서 운동을 통해 일정하고 깊은 수면을 하게 되면 비만을 예방하는 데 도움이 되는 것이다.

운동을 멈춤 없이
지속하는 방법

수많은 비만치료 프로그램에서 체중 감량 뒤에도 1년 이상 운동과 생활습관 교정을 유지하도록 권고한다. 성공적으로 체중을 감량한 다음, 1년 이내에 30%가 원래 체중으로 돌아온다는 연구결과가 있기 때문이다. 목표 체중에 도달하더라도 지속적으로 관리를 하지 않으면 체중 증가는 피하기 어렵다. 요요현상을 예방하기 위해서라도 앞서 언급한 것처럼 꾸준한 운동은 필수적이다. 그렇다면 어떻게 해야 운동을 꾸준히 할 수 있을까? 무엇보다 운동을 방해하는 요인과 지속하게 하는 요인을 파악하는 것이 중요하다.

운동을 지속하기 어렵게 만드는 요인은 무엇인가?

비만환자들이 운동을 지속하기 어려운 이유는 정서적으로 환자가 기대했던 감량 속도보다 느려서 오는 불만족감, 지루함, 운동하는 과정의 부담스러움이나 창피함과 같은 정서적 이유가 있을 수 있다. 또한 비만에 흔히 동반되는 근골격계 질환으로 통증이 많고, 그 외에도 심폐 기능 저하가 동반된 기저질환 같은 신체적 요인이 운동에 방해가 되는지 살펴봐야 한다. 여기에 현실적인 요건들로 인해서 운동이 어려운 경우도 많다. 과도한 업무, 양육, 학업을 이유로 규칙적인 운동계획을 세우기 어려운 여건일 수도 있다. 따라서 운동을 시작할 때 자신의 상황을 잘 파악하고, 자신에게 맞는 운동계획을 세우는 것이 무엇보다 중요하다.

운동을 지속하게 만드는 요인은 무엇인가?

운동을 지속하기 위해서는 무엇보다 자신에게 적절한 운동을 선택하는 것이 중요하다. 운동을 어렵고 거창한 것이라고 생각해 실행하기 어려운 운동을 고르기보다, 일상생활에서 쉽게 접하는 운동으로 시작해보자. 초기에 자신이 가지고 있는 기대를 현실적으로 파악하는 것이 중요하다. 운동량과 강도, 지속시간, 운동에 쏠 수 있는 시간과 빈도, 생리적·정신적 변화에 대한 기대를 현실적인 수준으로 맞출 필요가 있다. 따라서 천천히 시작하고 편한 시간대에 하는 것이 좋다. 그리고 무엇보다 즐거운 환경에서 하는 것이 중요하다.

동기부여가 잘되어 있는 팀 운동에 참여하는 것도 운동을 꾸준히 하는데 도움이 된다. 운동 내용, 시간, 강도와 자신의 느낌을 정리하는 행위는 자기관찰을 하게 하고 동기부여를 하는 효과가 있다. 운동을 지속하며 체중, 비만도, 체력, 심박수, 혈압, 혈청지질, 혈당, 인슐린 등의 수치 변화를 정기적으로 확인하면 긍정적인 피드백이 되어서 약해진 의지를 되살리는 데 도움이 된다. 본인이 정한 목표에 도달했을 때 스스로 적절하게 보상하는 것도 좋다. 운동이 필요한 이유와 운동의 효과에 대해 정기적으로 다시 공부하는 것도 약해진 운동 의지를 다잡는 데 효과가 있다.

운동할 시간이 없을 때는 어떻게 해야 할까?

운동에 대한 의욕은 시간이 지나며 강도가 약해지는 경우가 흔하다. 그렇기 때문에 장기적으로는 신체활동을 늘리는 것이 필요하다. 청소하기, 걷기, 계단 오르기 같은 신체활동을 증가시키는 것 또한 건강한 미토콘드리아를 늘려 에너지 대사 기능을 회복시키고, 운동 기능을 향상시키며, 뇌 기능의 회복, 기분 호전에도 도움이 되는 것으로 알려져 있다. 이는 운동의 효과와 다르지 않기 때문이다.

짧고 일상적인 신체활동이라도 꾸준히 한다면 움직이지 않는 신체의 비활동 상태보다는 체중 증가를 막아준다는 것을 기억하자. 모든 신체활동은 운동이 될 수 있다. 이를 알고 있으면 집 안 청소를 한 것만으로도 운동을 한 것 같은 기분으로 뿌듯함을 느낄 수 있고, 다음에 더 강도 높은 운동을 시도하고 싶어질 것이다. 꾸준히 운동할 수 없는 사람들은 신체활동을 늘리는 전략을 적극적으로 사용해보자.

아주 작은 것부터 움직임을 추가해보자. 전화를 받을 때도 앉아 있지 말고 돌아다녀보고, TV 보는 시간에도 트레드밀(런닝머신)을 할 수 있다. 엘리베이터처럼 사람의 운동을 대신해주는 기계 사용을 줄이는 시도도 도움이 된다. 계단은 정말 좋은 운동 수단이다. 오를 수 있는 만큼 계단을 이용하고, 나머지는 엘리베이터를 이용해도 괜찮다.

<도표 11> 신체활동별 강도와 에너지 소비량

활동 강도	신체활동	METs
저강도	요리하기, 장보기, 반려동물 돌보기	2.1
	아이 돌보기, 장바구니 나르기	2.7
중강도	부엌활동하기(설거지, 청소), 무릎 꿇고 바닥 청소하기	3.3
	드럼 연주, 트롬본 연주	3.4
	정원 가꾸기, 과일 따기	3.7
	유모차 밀며 걷기, 반려견과 함께 걷기, 3.2km/h로 걷기(느린 속도)	3.4
	4.8~5.6km/h로 걷기(중간 속도~빠른 속도), 목발을 이용하여 걷기	4.8
고강도	7.2km/h로 걷기(매우 빠른 속도), 언덕 오르기(9kg 이하 물건 들고)	6.9
	자전거 타기	7.2
	계단 오르기, 언덕 오르기(10~19kg 물건 들고), 위층으로 물건 옮기기	8.3
	계단 오르기(빠른 속도), 언덕 오르기(20kg 물건 들고)	8.9

• MET(1.0kcal/kg/hour)=Work Metabolic Rate/RMR
• 표준 휴식대사량(Resting Metabolic Rate, RMR)에 대한 해당 활동대사량의 비율

    자동차보다 대중교통을 이용하는 것도 좋다. 목적지보다 한두 정거장 먼저 내려 걸으면 운동량을 더 늘릴 수 있다. 여가시간에는 정적인 활동보다 움직임이 있는 활동을 해보자. 밖에 나가지 않더라도 집에서 운동 기능이 있는 게임기를 이용하면 재미도 있고 강도가 꽤 높은 운동을 할 수 있다. 또 텃밭을 가꾸면 억지로 운동하지 않아도 움직임을 늘릴 수 있다. 다음은 일상에서 할 수 있는 신체활동의 활동 강도를 정리한 것이다. <도표

11)을 보자.

최근에는 다양한 기기들이 신체활동을 유지하고 운동을 하도록 동기부여하는 데 도움이 되므로 시도해보는 것도 좋겠다. 스마트폰 앱, 스마트워치, 신체활동 측정계, 스마트폰 연동 체중계 등을 사용해보자. 이렇게 자신을 섬세하게 관찰하면 운동을 꾸준히 하는 데 도움이 된다.

나에게 맞는
효과적인 운동이란?

체중을 조절하기 위해 우리에게 필요한 것은 무엇일까? 보통은 식단관리, 그리고 운동을 떠올릴 수 있을 것이다. 그렇다면 식단 조절과 운동 중 체중 조절에 더 효과적인 방법은 무엇일까? 선택하기 어려운 문제이다. 왜냐하면 서로가 서로를 돕기 때문이다. 운동은 식단관리만으로 체중 조절을 할 때, 하이에나냥 끼어들 기회를 노리는 실패의 가능성을 줄여준다. 반대의 경우도 마찬가지이다. 식단관리는 운동만으로 체중 관리를 할 경우 근육돼지, 소위 '근돼'가 되는 것을 막아준다. 마치 흑룡과 백룡이 몸을 맞대고 하늘로 승천하듯, 탄탄한 운동생활과 똑똑한 식단관리는 우리의 체중 조절 여정을 승리의 길로 이끌어줄 것이다.

하루 섭취 열량, 탄단지(탄수화물, 단백질, 지방) 비율 계산 정도는 운동 좀 하는 사람들은 다들 한다. 다이어트 욕심을 내다 보면, 성장호르몬 촉진을 위해 간헐적 공복 시간까지 계산하는 자신의 모습을 발견할 수 있을 것이다(성장호르몬은 체지방 축적을 막아주는 고마운 존재다). 하지만 체중 조절을 위해서는 운동을 더 똑똑하게 하는 편이 좋다. SNS에서 해시태그를 붙여서

'#운동후 #바디체크' 같은 단어를 검색해보자. 아마도 이해할 수 있을 것이다. 우리의 지적 에너지를 식단관리에 모두 써버리는 어리석음을 범하지 말자. 그보다는 그 에너지를 5교시 운동요법 파트에 조금만 할애해보자. 이제부터 알고 있으면 유용한 스포츠의학 정보를 추려보겠다. 이 정보들을 참고한다면 스스로 체중 조절을 위한 운동처방을 내는 경지에 이를 수 있을 것이다.

미국 스포츠의학회(ACSM, American College of Sports Medicine)에서 정의하는 운동처방은 크게 5가지 요소로 구성된다. 운동의 빈도, 강도, 지속시간, 기본 유형, 그리고 진행방법이다. 사실 스포츠의학에서 운동처방은 협심증, 심부전, 고혈압, 당뇨, 만성폐쇄성폐질환, 심지어 암에 이르는 의학적으로 주의가 필요한 상황들까지 상당히 넓은 분야를 다룬다. 하지만 어디에나 공통적으로 지켜야 할 기본 규칙이 있기 마련이고, 앞의 5가지 구성요소들은 건강한 체형 관리, 체중 조절을 위한 운동처방에도 똑같이 적용된다. 대신 '낮은 강도로 시작해서 천천히 끌어올린다'는 대전제가 있다. 운동 욕심 때문에 바싹 달아올랐다가 무릎 관절이 닳아버리거나 척추 디스크가 터져버리면 낭패다.

운동을 계획할 때는 미국 스포츠의학회에서 강조한 다음 3가지 사항을 고려해야 한다.

① 일주일에 적어도 5일은 중강도의 유산소운동을 20~60분 정도 시행한다.
② 이전까지 운동을 하지 않던 사람들 중 심장, 신장, 대사성 질환의 위험이 있는 경우, 익숙지 않은 격렬한 운동을 시작하기 전에 의료진의 조언을 구해야 한다.
③ 저항성 운동(근육 증강 운동)은 일주일에 최소 2회 이상 시행해야 하고, 유연성 운동 또한 반드시 포함되어야 한다.

[더 알아보기]

중강도 운동, 저항성 운동, 유연성 운동이란?

중강도 운동 강도는 어떻게 판단할 수 있을까?

주로 사용하는 손의 2~3번째 손가락을 반대 손바닥 쪽의 검지 손가락에 대보자. 그대로 손목까지 쭉 만져 내려오면 손목 인대 바깥쪽으로 톡 톡 뛰는 맥박이 만져질 것이다. 그 맥박이 1분 동안 뛰는 횟수를 이용해 운동의 강도를 판단할 수 있다. 운동을 통해 최적의 효과를 얻기 위해서는 충분한 운동 강도, 역치자극을 알아야 한다. 운동의 역치자극을 결정하기 위해 가장 널리 쓰이는 방법이 바로 '최대심박수-안정시 심박수'인 최대여유심박수를 이용하는 것이다. 안정시 심박수는 아침에 일어나자마자 손목에서 1분 동안 뛰는 맥박수를 세면 끝이다. 최대심박수는 220에서 만 기준의 나이를 빼면 예측할 수 있다. 예를 들어 만 38세인 사람이 아침에 일어나자마자 측정한 맥박수가 1분당 70회라 가정하면, 최대여유심박수를 다음과 같이 계산할 수 있다.

$$(220 - 38) - 70 = 112$$

운동 효과를 얻기 위해서는 최대여유심박수 약 50~85% 정도를 안정시 심박수에 더해 끌어올려야 하는데, 이 정도의 운동 강도가 바로 역치자극이 된다. 그리고 운동을 통해 얻고자 하는 심박수를 운동처방에서의 목표심박수라고 한다. 중강도의 유산소성 운동은 최대여유심박수의 40~59%, 고강도의 유산소성 운동은 최대여유심박수의 60~89% 정도가 안정시 맥박수에 더해져 올라가는 운동 강도를 말한다.

저항성 운동과 유연성 운동은 무엇일까?

저항성 운동은 우리가 근력운동이라 알고 있는 종류의 운동이다. 이 운동은 일상 속 스트레스의 영향력을 줄여주고 체지방 감소에 도움을 준다. 스트레스 호르몬으로 알려진 코티솔로 인한 체지방 축적을 막아주기 때문이다. 저항성 운동은 가슴, 등, 하체, 어깨, 팔과 같이 근육군별로 시행하는 경우가 많다. 각 근육군 운동을 할 때는 2~4세트, 세트당 8~12회 반복하고, 세트 사이 휴식 시간을 2~3분으로 설정하여 근지구력을 발달시키는 것이 필요하다. 저항성 운동을 할 때 초보자 혹은 고령자도 1번 시행할 수 있는 최대 무게인 1RM(Repetition Maximum)의 40~50% 정도의 무게로 세트당 10~15회 반복하는 방법으로 시작할 수 있다. 이후 세트 수, 혹은 세트당 횟수를 늘려나가며 근력과 근육량을 향상시킨다.

저항성 운동
① 가슴: 바벨 벤치 프레스, 덤벨 프레스, 푸시업
② 등: 풀업, 벤트오버 바벨로우, 데드리프트
③ 하체: 스쿼트, 레그 익스텐션, 햄스트링 컬

④ 어깨: 덤벨 숄더 프레스, 덤벨 사이드 래터럴 레이즈, 비하인드 넥 프레스

⑤ 삼두(팔): 트라이셉스 프레스 다운, 스컬 크러셔

⑥ 이두(팔): 바벨 컬, 덤벨 컬

유연성 운동은 흔히 말하는 스트레칭을 떠올리면 되는데 근육, 힘줄, 관절의 운동 범위를 향상시킨다. 일시적으로 근육의 운동 능력을 감소시킬 수 있기 때문에 저항성 운동을 마친 뒤 근육 온도가 상승했을 때 각 관절마다 10~20초씩, 2~4회 반복해주는 것이 좋다.

유연성 운동

① 통증 없이 몸을 쭉 뻗는다는 느낌이 들 때 올바른 스트레칭을 하고 있는 것이다. 가벼운 스트레칭은 뭉친 근육을 풀어주고 근육조직을 단련시킨다.

② 통증이 느껴진다면 긴장을 살짝 풀어주는 것이 좋다.

③ 몸을 앞으로 굽히는 동작에서 숨을 한 번 내쉬는 방식으로, 스트레칭을 하는 동안에는 반드시 숨을 쉬어야 한다.

④ 스트레칭을 할 때 신경 시스템은 해당 부위의 근육을 단단하게 만드는 성질이 있는데, 이는 근육 부상을 막기 위한 몸의 반응이다.

⑤ 고통을 느낀다는 것은 스트레칭을 잘못하고 있다는 신호이다.

앞에서 정리한 내용들을 토대로 미국 스포츠의학회와 같은 방식의 운동처방을 할 수 있다.

의학적 이상 소견이 없는 성인

① 빈도: 중강도로 주 5일 이상, 또는 고강도로 주 3일 이상, 또는 중강도와 고강도 운동을 섞어 3~5일 이상

② 강도: 중강도에서 고강도로, 체력이 약한 경우에는 저강도에서 중강도로

③ 지속시간: 중강도로 하루 30분 이상, 일주일에 총 2시간 30분 이상, 또는 고강도로 하루 20분 이상, 일주일에 총 75분 이상

④ 기본 유형: 주요 근육군을 사용, 또는 유산소운동과 같은 연속적인 동작을 규칙적으로 시행

⑤ 진행방법: 저항성 운동은 일주일에 2~3일, 중강도에서 고강도로 2~4세트/세트당 8~12회, 유연성 운동은 일주일에 2~3일/각 관절마다 10~20초씩/2~4회 반복

과체중(체질량지수 23~25), 비만(체질량지수 25 이상) 성인

① 빈도: 주 5일 이상

② 강도: 중강도에서 고강도

③ 지속시간: 하루 30분, 일주일에 총 2시간 30분에서 점차 늘려서 하루 60분, 일주일에 총 4~5시간이 되도록

④ 기본 유형: 유산소운동

⑤ 진행방법: 저항성 운동은 일주일에 2~3일, 중강도에서 고강도로 2~4세트/세트당 8~12회, 유연성 운동은 일주일에 2~3일/각 관절마다 10~20초씩/2~4회 반복

⑥ 고려사항: 3~6개월 동안 최소 3~10%의 체중 감량을 목표로

그런데 이쯤에서 궁금할 것이다. 앞의 방법으로 운동을 하면, 과연 체중 조절에 얼마나 효과가 있을까? 체중 감량을 원하는 경우 몸으로 들어오는 열량보다 나가는 열량이 많아야 한다는 것은 분명하다. 이는 하루 동안 음식으로 섭취하는 열량은 식사일기를 쓴 뒤 더하기만 하면 된다. 하지만 소비하는 열량을 계산하기 위해서는 좀 더 수고가 필요하다.

이때는 에너지요구량 추정치(EER, estimated energy requirement)를 사용하면 된다. 에너지요구량 추정치는 건강한 사람의 에너지 균형, 즉 체중을 유지하는 데 필요한 하루 동안의 열량을 말한다. 사람이 체중을 유지하는 데 필요한 열량에 영향을 주는 요소는 생각보다 많다. 연령, 체중, 성별, 안정시에너지소비량(REE, resting energy expenditure), 식이성 발열효과(TEF, thermic effect of food), 신체활동수준(PAL, physical activity level)을 예로 들 수 있다.

안정시에너지소비량은 아무 활동도 하지 않은 채 가만히 누워 있을 때 저절로 사용되는 에너지를 생각하면 된다. 숨 쉬는 것, 심장 뛰는 것, 호르몬 분비, 신경반사 정도의 기본적인 대사활동에 근수축 활동과 관련된 약간의 에너지 소비가 더해진 개념이다.

식이성 발열효과는 섭취한 음식의 흡수, 운반, 저장, 대사 과정에서 발생한다. 탄수화물의 식이성 발열효과는 섭취한 열량의 5~10%, 단백질은 20~30%, 지방은 5~10% 정도로 알려져 있다.

신체활동수준은 4가지로 나눌 수 있다. 그리고 각 수준에 따라 에너지요구량 추정치 계산에 사용하는 신체활동 단계별 계수(PA, physical activity efficient)가 결정된다. 〈도표 12〉는 신체활동 단계별 계수를 정리한 것이다.

<도표 12> 신체활동 단계별 계수

	남성		여성	
	9~18세	19세 이상	9~18세	19세 이상
A 좌식생활 (옷 갈아입기, 청소, 가벼운 집안일, 하루 30분 이내로 걷는 사람)	1.00	1.00	1.00	1.00
B 낮은 활동적 분류 (하루 20~25분 조깅이나 45~50분 걷기를 하는 사람)	1.13	1.11	1.16	1.12
C 활동적 분류 (하루 55~60분 조깅이나 1시간 55분~2시간 걷기를 하는 사람)	1.26	1.25	1.31	1.27
D 매우 활동적 분류 (하루 1시간 45분 조깅이나 3시간 45분~4시간 걷기를 하는 사람)	1.42	1.48	1.56	1.45

자, 이제 자신의 나이에 맞춰 아래 방법에 따라 에너지요구량 추정치를 계산해보자. 물론 개인이 혼자 계산하기에는 어렵다. 대신 포털사이트에서 EER, 바로 'estimated energy requirement calculator'를 검색하면 나이, 체중, 신장을 입력하고 신체활동수준만 선택하면 에너지요구량 추정치가 자동으로 계산되는 사이트를 찾을 수 있다. 〈도표 13〉은 EER, 즉 에너지요구량 추정치를 계산하는 공식이다. 본인에게 해당되는 계산식을 찾아 계산하면 된다.

중강도 운동을 일주일에 총 2시간 30분하는 경우, 일주일 동안 운동으로 약 1,000~1,200kcal의 열량을 소모하는 셈이다. 일주일에 2시간 30분에서 4시간 정도 중강도 운동하는 경우, 체중 증가를 막거나 식단 조절을

<도표 13> 에너지요구량 추정치(EER)

남성	9-18세	88.5-(61.9×나이)+[PA×(26.7×체중kg+903×신장m)]+25*
	19세 이상	662-(9.53×나이)+[PA×(15.91×체중kg+539.6×신장m)]
여성	9-18세	135.3-(30.8×나이)+[PA×(10.0×체중kg+934×신장m)]+25*
	19세 이상	354-(6.91×나이)+[PA×(9.361×체중kg+726×신장m]

*에너지 축적을 위해 필요한 열량

통해 체중을 감량할 수 있다. 미국 스포츠의학회에서는 최적의 운동에너지 소비 목표를 주당 1,500~2,000kcal, 또는 하루 200~300kcal로 제시하고 있다.

활동 정도에 따른 하루 동안의 소모 열량을 알았으니 1kg의 체지방을 감량하기 위해서는 얼마만큼의 열량 소모가 필요할지 생각해보자. 지방 1g은 9kcal의 에너지를 가지고 있으므로, 1kg의 지방이 가진 열량은 약 9,000kcal가 된다. 하지만 미국 스포츠의학회 정보에 따르면 신체 조직에 저장된 지방에는 단백질, 무기질, 수분 등이 함유되어 있기 때문에 실제 열량은 7,800~8,000kcal 정도라고 한다.

수행하는 운동의 종류에 따라 열량 소모 효과를 예측할 수 있는 유용한 방법이 있다. 바로 대사당량(METs, metabolic equivalents)을 이용하는 것이다.

$$1MET=3.5mL\ O_2/kg/min$$

앞의 공식에서 1MET는 1kg의 신체에서 1분당 3.5mL의 산소를 소비하는 활동이라는 의미이다. 여기에 1L의 산소를 소비할 때 5kcal의 열량이 소모된다는 정보를 이용하면(이를 시간당으로 계산하면 1시간 동안 소비되는 산소량은 210ml이고, 1시간 동안 210ml의 산소가 소비되면서 1.05kcal의 열량이 소모된다는 뜻이다), 활동마다 주어진 METs를 이용해 운동을 하는 동안 몇 kcal를 소비할 수 있는지 알 수 있다. 예를 들어 1시간 동안 2~2.2km 정도의 거리를 자전거로 이동하는 활동의 METs는 8.0이다. 체중 70kg인 사람은 1시간 동안 자전거 이동으로 얼마의 열량을 소모할 수 있을까? 다음의 계산을 보자.

① 1kg의 신체에서 1분당 소비되는 산소의 부피
　→ METs 8.0×소비되는 산소의 부피 3.5mL = 28.0mL부피
② 70kg의 신체에서 1분당 소비되는 산소의 부피
　→ 28.0mL×체중 70kg = 1,960mL = 1.96L
③ 활동 1분당 소모되는 열량
　→ 1.96L×5kcal = 9.8kcal
④ 활동 1시간당 소모되는 열량
　→ 9.8kcal×60분 = 588kcal

또 METs 8.0의 활동을 50kg인 사람이 1시간 동안 수행한다면, 소모되는 열량은 '588kcal×(50kg÷70kg)=420kcal'가 되는 것이다.

그렇다면 대사당량이 주어진 운동을 1시간 동안 수행했을 때 소비 열량을 구하기 위해서는 대사당량에 1.05, 그리고 체중(kg)을 차례로 곱해주면 된다.

운동명	대사당량
일반적인 배드민턴	5.5
일반적인 농구	6.0
실내 볼링	3.0
전기 카트를 이용한 골프	3.5
초·중급 암벽등반	5.8
일반적인 축구	7.0
일반적인 테니스	6.0
일반적인 배구	4.0
일반적인 수영	6.0

$$대사당량 \times 1.05kcal/h/kg \times 체중(kg) = 1시간 동안의 소비열량$$

저강도의 신체활동인 걷기는 3.0METs, 중강도의 신체활동인 조깅은 3.0~5.9METs, 격렬한 신체활동인 달리기는 6.0METs 이상으로 알려져 있다. 신체활동의 개요(Compendium of Physical Activity) 사이트를 보면 활동의 종류, 수행하는 동작, 환경에 따라 다양한 MET가 제시되어 있다(https://sites.google.com/site/compendiumofphysicalactivities/home). 〈도표 14〉는 운동별 대사당량을 정리한 것이다.

체중이 빠르게 줄지 않아도 괜찮아요

"날렵한 체형을 노리고 운동했는데, 체중이 오히려 늘었어요." 운동 시작 1~2주 사이에 이런 고민을 하는 경우가 있다. 하지만 걱정할 필요가 없다. 체지방이 아닌 몸속 수분, 그리고 근육량의 변화 때문이다. 운동을 하면 체수분량이 줄어들기 때문에, 몸에서는 일정 수준 이상의 수분을 유지하기 위해 물을 가둬두는 시스템을 작동시킨다. 더욱이 운동은 지방조직으로부터 유리지방산을 방출시키고, 이때 방출된 유리지방산은 혈액을 따라 근육조직으로 이동해 운동 수행을 위한 에너지로 사용된다. 운동을 통해 소모되는 열량 중 일정 비율은 반드시 체지방을 태우는 데 사용된다. 운동을 하면 다음과 같이 신체가 변한다.

- 운동 초기에 체중이 전혀 줄지 않더라도, 신체 구성은 우리가 목표하는 방향으로 변화한다.
- 운동을 하면 근세포가 성장하는데, 이때 세포의 단백질 비중이 늘어나는 만큼 수분을 함유한다.
- 세포 안에서 산소를 사용하는 미토콘드리아, 수분과 결합하는 글리코겐의 양이 늘어난다.
- 체지방을 태우기 위한 몸속 혈류량이 늘어난다.

앞에서 정리한 것처럼 신체 조성의 변화가 1개월 정도 나타난 뒤, 비로소 운동으로 소모하는 열량만큼 체중이 줄어들기 시작한다. 운동 시작 1~2주 사이에는 약 0.45kg, 500mL 정도의 혈액이 일시적으로 늘어날 수 있다. 하지만 그사이에도 운동을 통한 체지방 감소는 주로 복부에서부터 일어나기 시작한다. 반대로 1~2시간 운동 뒤 체중이 1~2kg 줄어든 경우가 있다면, 그것은 몸속 수분이 빠져나간 결과이다. 정상적인 식사와 수분을 섭취하면 다시 원래의 체중으로 돌아간다.

체중 감량을 위한 운동 비법은 다음과 같다.

- 운동의 강도가 약하더라도 지속시간이 길어지면 주로 탄수화물과 지방을 소비하는 유산소성 에너지 대사가 일어난다. 이는 체중 감량에 효과적인 방법이므로 운동은 적어도 30분 이상 수행하는 것이 좋다.
- 고강도의 운동을 마치고 나면 숨이 차다. 이는 산소 소비에 의한 에너지 대사가 일어나고 있는 상태로, 체중 감량에 도움이 된다. 강한 운동을 견뎌낼 수 있다면 고강도 운동과 불완전한 휴식을 번갈아 진행하는 인터벌 트레이닝에 도전해보자.
- 저항성 운동을 통해 몸속 탄수화물을 사용한 뒤, 이어서 유산소운동을 해보자. 체지방을 에너지원으로 빠르게 사용하는 효과를 볼 수 있다.

6교시

식사요법

많은 사람들이 다이어트 하면 역시 식이 조절 혹은 식단 조절을 떠올린다. 하지만 다이어트에 대한 정보가 지금 이 순간에도 넘쳐나는 현대사회에서 어떤 게 맞는 말인지 다들 혼란스러워한다. 거기다 그럴듯한 말로 소비자를 유혹하는 다이어트 상품들도 넘쳐나는 시대이다. 그러다가 인증되지 않은 다이어트를 하다가 건강을 해치기도 한다. 그래서 6교시에서는 비만치료에서의 근거 기반의 치료 원칙을 제시하고, 현재 상태에 대해 평가하고, 각 다이어트 방법 특성을 알아보고 실전에 적용하고자 한다.

식사요법 원칙과
안전성 및 심리적 요인

식사요법의 원칙

과학적 근거 수준을 4개의 등급으로 나누었을 때, 치료 권고 근거가 가장 명확한 수준으로 제시하였다. 또한 근거 수준 외에 편익이 명백하고 진료 현장에서 활용도가 높은 것들을 제시하였다. 다음을 보자.

원칙 체중 감량을 위한 적절한 식사치료를 시행하기 위해서는 환자에 대한 영양 평가를 해야 한다. 이를 통해 체중 조절 식사치료를 개인의 특성 및 의학적 상태에 따라 개별화해야 한다.

① 체중 감량을 위해서는 에너지 섭취를 줄여야 하고, 에너지 제한 정도는 개인의 특성 및 의학적 상태에 따라 개별화할 것을 권고한다. 식사 형태나 선호 식품, 건강상 문제, 경제적 수준, 순응도 등을 고려한다. 특히 심혈관질환, 대사증후군, 당뇨병을 동반한 경우 지중해식 다이어트, DASH 다이어트, 낮은 당

지수 다이어트를 권한다.

② 다양한 다이어트 방법을 선택할 수 있겠지만 에너지 섭취를 줄일 수 있고, 영양적으로 적절한 방법을 사용할 것을 권고한다.

③ 개인의 특성 및 의학적 상태에 따라 다량 영양소(탄수화물, 지방, 단백질)의 조성을 개별화할 것을 권고한다.

④ 초저열량식(1일 800kcal 이하로 제한)은 제한적인 상황에서만 시행해야 하며, 의학적 감시와 더불어 생활습관 개선을 위한 강도 높은 중재를 함께 시행할 것을 권고한다.

식사요법의 안전성

다이어트는 식사를 제한하는 만큼 안전성을 생각해야 한다. 무엇보다 모든 저열량 식사는 미량 영양소 결핍의 가능성이 있으니, 이를 보충하며 시행해야 한다. 현재 다이어트에서 많이 시행되는 저탄수화물 식사도 다음 사항을 주의해야 한다.

① 심혈관질환, 신장 기능 이상, 통풍 및 고요산혈증 환자는 주의: 포화지방과 단백질의 과도한 섭취

② 사망률 및 암 발생 위험 증가 가능성: 특히 동물성 단백질 위주의 식사

③ 고강도 운동 지속시 글리코겐 결핍에 따른 대사성 산증 초래 가능성, 피로감 증가

④ 비타민 B1 결핍의 장기적 문제: 시신경병증, 베르니케뇌병증 등

⑤ 변비, 두통, 구취증, 근육 경련의 발생

비만의 심리적 요인과 마음챙김 식사

현대 정신의학 측면에서 비만의 요인으로 성격 구조나 무의식적인 갈등의 심리적인 면과 문화나 가족의 정서적 배경이 기여한다고 알려져 있다. 꼭 비만이 아니더라도 마음속 불편한 감정을 해소하기 위해 배가 고프지 않은데도 '감정적 허기'를 음식으로 달래는 일이 많다.

그래서 피곤하고 지칠 때 더욱 초콜릿이나 달고 짜고 매운 음식을 허겁지겁 먹기도 한다. 급성으로 스트레스를 겪을 때 일시적으로 식욕이 줄어들기도 하지만, 만성적으로 스트레스를 겪으면 스트레스 호르몬인 코티졸이 분비된다. 코티졸은 우리 몸이 스트레스에 반응하는 과정에서 식욕을 증진시켜 체내 지방의 축적을 촉진한다. 비만 과정 중 점차 포만감을 느끼는 신호체계에 문제가 생겨 과식과 폭식이 이어지고, 심지어는 배고픔과 짜증감을 구별하지 못하는 경우가 생기기도 한다.

스트레스 요인이 있어 배고픔을 모르거나 배고픔과 상관없이 폭식을 하는 경우에는 감정을 돌아보고 마음의 신호를 알아차리는 것이 중요하다. 감정적으로 폭식을 반복하는 경우, 시행하기 쉬운 식사법이 있다. 바로 마음챙김 식사이다. 마음챙김 식사는 현재의 순간에 집중하는 것으로서 감정, 사고, 감각을 받아들이고, 현재 먹고 있다는 것을 느끼면서 먹는 것이다. 마음챙김 식사를 하면서 먹는 음식 자체에 진정으로 집중함으로써, 역설적으로 포만감을 느끼게 되고 적게 먹을 수도 있다.

다음은 하버드의과대학에서 추천하는 마음챙김 식사 8단계이다.

① 건강한 음식을 고려하여 음식을 산다.
② 배가 고플 때 식탁에 앉고 지나치게 과도하게 배고프지 않도록 한다.

③ 작게 잘라서 식사를 시작한다.

④ 음식이 어디서 어떤 수고로 식탁에 왔는지 사려 깊게 생각해보고 감사한다.

⑤ 음식의 색깔, 식감, 향기, 조리할 때의 소리 등에 집중해보고 음식을 씹을 때 음미하면서 모든 감각을 살려본다.

⑥ 한입 먹을 때 작게 물고, 먹고 있을 때는 식기를 내려놓는다.

⑦ 음식의 본래의 맛을 알아차릴 때까지 20~40번 완전히 씹는다.

⑧ 천천히 먹으면서 음미한다.

이 밖에도 비만을 방지하는 행동방식으로 음식 자극 줄이기가 있다.

① 정해진 시간과 장소에서만 먹는다.

② 다 먹은 뒤에는 최대한 빨리 그 자리를 떠난다.

③ 책이나 텔레비전, 스마트폰 등 다른 활동을 하면서 먹지 않는다.

④ 테이블 위에 음식을 올려놓지 않는다.

⑤ 영양적으로 더 건강한 음식들을 보관해놓는다.

⑥ 식사를 다 하고 난 뒤에, 식료품점에서 쇼핑을 한다.

⑦ 식사계획을 세운다.

⑧ 음식일기를 써서 배고파서 먹은 것과 배고프지 않았는데도 먹은 것을 연결해 본다.

⑨ 간식 먹는 것을 다른 활동으로 대체한다.

내 식사를
어떻게 평가할까?

다이어트의 첫걸음은 전체적인 삶의 방식과 함께 현재의 식사 패턴이 어떠한지 평가하는 것이다. 많은 사람들이 다이어트라고 하면 단순히 체중 감량만을 떠올릴 수 있다. 체중이 1kg라도 줄면 환호하고, 1kg만 늘어도 세상이 망한 것처럼 한숨을 내쉰다. 그러나 체중의 절대적인 수치가 내려가는 것이 중요한 것이 아니라 체지방이 빠졌는지, 근육이 빠졌는지, 수분이 빠졌는지에 따라 다이어트의 성패가 갈린다. 몸무게 변화에 가장 드라마틱한 변화를 가져오는 것이 수분의 변화이고 그다음이 근육, 마지막이 지방이다. 흔히 지방이 줄어야 다이어트가 된다는 생각과는 차이가 있다.

실제로 탄수화물과 나트륨 섭취만 줄여도 체중을 정말 많이 감량할 수 있다. 탄수화물이 간과 근육에서 글리코겐 형태로 저장되는데, 글리코겐 1g이 저장될 때 수분 3g이 함께 저장된다. 탄수화물 섭취를 줄여 글리코겐 저장량이 줄어들면 동시에 수분량도 많이 줄어드니 체중이 감소하는 원리이다. 그래서 우리의 식사습관이 어떠한지 점검하고 이를 약간만 개선해도 충분한 다이어트가 될 수 있다.

다음은 대표적인 3가지 식사 섭취 평가이다. 이를 통해 자신의 식사 패턴을 되돌아보자.

1. 식사일기

- 양적인 평가 방법으로 대상자가 일정기간 동안 식품 섭취량을 직접 기록한다.
- 식사 중 혹은 식사 후에 바로 기록한다.
- 장점: ① 식사 후에 바로 기록을 하니 타당도가 높다. ② 기억에 의존하지 않아 자료가 자세하다. ③ 자기관찰과 행동변화의 동기가 될 수 있어 좋다.
- 단점: ① 대상자가 기록을 체계적으로 할 수 있는 능력이 있어야 한다. ② 쉬운 기록을 위해 식사 패턴을 바꿀 수 있다. ③ 기록에 대한 부담감이 커서 중간에 중단하기 쉽다.
  - → 해결책: 처음부터 너무 자세하게 기록하면 지칠 가능성이 높으니 식품명 정도만 적다가 점차 양과 칼로리 등을 추가하는 것이 좋다.

2. 24시간 회상법

- 양적인 평가 방법으로 훈련된 면담자가 심층 면담을 진행하며, 면담 전날 24시간 동안 섭취한 식품 정보를 회상하며 작성한다.
- 장점: 식품량을 포함한 식품 정보를 얻을 수 있다. 그릇이나 컵의 크기 등도 평가하여 정확도를 높인다. 대상자의 교육 수준에 크게 구애받지 않는다.
- 단점: 1회 회상시 30분가량 소요되니 고도로 훈련된 면담자가 필요하다. 회상하는 과정에서 오차가 발생할 수 있다.

3. 식사 섭취 빈도 조사법

- 장기간에 걸친 일상 섭취 조사법이다. 해당 식품을 얼마만큼, 얼마나 자주 섭

취하는지 조사한다. 질병관리청에서 시행하는 국민건강영양조사의 식품 섭취

빈도 조사표를 참고한다.

- 장점: 일상의 식습관을 파악할 수 있다. 개인의 변이가 높은 영양소 섭취량 산

  출시 유용하다. 대규모 조사에 사용될 수 있다.

- 단점: 조사지에 없는 식품을 자주 먹는 경우에는 섭취량이 저평가된다. 표준

  레시피를 사용하니 구체적인 식품 재료가 반영되지 않을 수 있다.

앞의 식사 섭취 평가로 자신의 식사를 돌아보았다면, 추가로 몇 가지를

더 평가해보자.

① 직업의 영향으로 식사하는 시간을 규칙적으로 할 수 있는지

② 건강한 음식에 대한 구매력은 있는지, 건강한 음식에 대한 접근성이 좋은지

③ 식사하는 시간이 어떠한지

④ 외식은 얼마나 자주 하는지

⑤ 배달 어플을 얼마나 자주 이용하는지

앞의 5가지에 대한 부가적인 평가까지 마치면, 우선 식사에 대한 평가

는 어느 정도 이뤄졌을 것이다. 여기서 중요한 게 하나 있다. 정신건강 측면

에서 단순 다이어트인지 식이장애로 인한 문제인지 감별하는 것이다. 단

순 다이어트만 필요하다면 그에 맞는 식단을 제공할 수 있으나, 식이장애

가 있다면 이에 대한 치료 없는 다이어트는 무용지물이 될 것이다. 다음은

식이장애 여부를 판단할 수 있는 평가 도구들이다.

식이장애검사

식이장애검사(Eating Disorder Inventory, EDI)는 섭식과 체중에 관련된 행동과 태도를 평가하는데, 크게 3가지로 나뉜다. 폭식인지, 날씬함에 대한 욕구인지, 체형에 대한 불만족인지를 알아보는 것이다. 또한 식이장애의 원인과 관련되었다고 생각되는 심리적 특성을 평가한다. 여기에는 무능감, 지나친 자기 기대, 대인관계의 어려움, 성숙에 대한 공포심이 포함되어 있다. 검사는 총 64개 항목이며, 음식 섭취 패턴이 장애 수준인지를 평가하는 중요한 검사이다.

섭식행동질문지

섭식행동질문지(Dutch Eating Behavior Questionnaire, DEBQ)는 과식과 비만에 대한 섭식행동을 평가하는 것이다. 정서적 섭식 척도 13문항, 외부적 섭식 척도 10문항, 절제된 섭식 척도 10문항, 총 33문항으로 되어 있다.

이제 식사에 대한 파악은 완료했다. 다이어트의 원리는 사실 간단하다. 먹는 양보다 소비하는 양이 많으면 체중이 감소하고, 반대이면 체중이 증가한다. 이 간단한 원리를 지키기에 세상에 맛있는 음식의 유혹이 너무 많지만, 이를 극복하고 체중을 줄여보도록 하자.

식사 방법별 특성을 알아보자

세상에 다이어트 방법은 많고, 각 다이어트 방법마다 특성이 있다. 앞에서 나온 원칙에서 언급했듯이, 각자의 식사 형태나 선호 식품 혹은 건강상 특성 및 의학적 상태에 따라 개별적으로 식사 방법에 접근해야 한다. 그럴 경우 다이어트 식사 방법별 특성을 각각 구분해야 한다.

다량 영양소 조성에 따른 특성

다음에 나오는 〈도표 15〉는 다량 영양소 조성을 다르게 한 식사 방법별 특성에서 체중 감량 효과를 정리한 것이다.

<도표 15> 다량 영양소 조성을 달리한 식사 방법별 특성

구분	특성
저열량식	에너지 섭취를 하루 500~1000kcal로 제한한 감량
	적절한 영양의 일상적 식사 가능(탄수화물 55%, 단백질 15%, 지방 30% 이하)
	일주일에 0.5~1.0kg 정도의 체중 감량 효과를 기대할 수 있음
	열량 섭취 제한 효과는 6개월에 최대이며, 이후에는 이보다 감량 효과가 낮아짐
초 저열량식	에너지 섭취를 1일 800kcal 이하로 제한하며, 하루에 최소 단백질 50g 이상 섭취
	8~12주에 15~25% 체중 감량이 가능하지만, 장기적으로는 저열량식과 유의한 차이가 없음
	심각한 의학적 문제가 발생할 수 있으므로 의학적 전해질 모니터링 및 지원이 필요하며, 의학적 감시 없이는 2주 이상 하지 않는 것으로 권장
	장기적인 생활습관 개선을 위해서는 중재가 동반되어야 함
초 저탄수화물식	총 에너지의 30%, 1일 130g 미만으로 탄수화물 섭취를 제한
	초기에는 50g 미만, 혹은 총 에너지의 10% 미만으로 제한하다 점차 증량
	대조식에 비해 초기의 체중 감량 효과는 크나, 장기적으로는 효과가 없거나 미미함
	혈청 중성지방 수치 개선의 효과가 있음
	LDL콜레스테롤 수치 상승 등 심혈관계 위험을 높일 수 있음
저탄수화물식	일반적으로 총 에너지의 40~45% 수준으로 탄수화물 섭취를 제한
	대조식에 비해 초기 체중 감량 효과는 크나, 장기적으로는 효과가 없거나 미미함
	혈청 중성지방 수치 개선에 효과적임
	탄수화물 제한 정도가 크면 LDL콜레스테롤 수치 상승 등 심혈관계 위험을 높일 수 있음

뒤에서 도표 이어짐 →

구분	특성
고단백식	일반적으로 총 에너지의 20% 수준으로 단백질 섭취
	탄수화물 과다 섭취 방지, 에너지 제한에 따른 체단백 손실 방지, 적절한 단백질 영양 상태 유지에 도움이 됨
	대조식에 비해 체중 감량·유지에 효과적이지만, 그 정도가 크지 않음
	지나치게 많은 단백질 섭취 시 건강에 해로울 수 있음
저당지수식	당지수가 낮은 식품을 선택
	대조식에 비해 체중 감량 효과가 차이가 없거나 미미함
	체중 감량을 위해 단독적으로 사용하기에는 제한이 많음
간헐적 단식 / 시간 제한 다이어트	지속적으로 에너지 섭취를 제한하는 대신, 식사 제한을 하는 시기를 정하여 식사 조절
	간헐적 단식: 에너지 섭취 제한을 하는 날과 그렇지 않은 날을 설정
	시간제한 다이어트: 하루 중 음식물 섭취를 하는 시간대를 설정
	지속적인 에너지 제한 방법에 비해 체중 감량 정도에 유의한 차이가 없거나 있어도 크지 않음
	장기간 비만 식사치료의 한 방법으로 포함시키기에는 근거가 부족함
초저열량식	1일 800kcal 이하로 극심하게 열량을 제한
	단기간 빠른 속도로 체중 감량이 가능하나 장기적으로는 저열량식과 유의한 차이가 없음
	심각한 의학적 문제가 발생될 수 있으므로 의학적 감시가 필요함
	장기적인 생활습관 개선을 위한 중재가 동반되어야 함

다이어트 방법별 특성

다음은 현재 유행하는 다이어트 방법을 종류별로 분류해 특성을 나열한 것이다. 단점으로 생각될 수 있는 결핍 가능한 영양소가 무엇인지 알아보고, 각 방법의 장점을 도표로 정리해봤다. 〈도표 16〉을 보자.

〈도표 16〉 다이어트 방법별 특성

구분		특성	결핍 가능한 영양소	효과
채식 다이어트	A. 비건	동물성 식품 모두 배제	단백질, 철분, 아연, 칼슘, 비타민D, 비타민B12, 오메가-3 지방산	혈중 콜레스테롤 감소, 혈압 감소, 허혈성 심장병, 제2형 당뇨병, 전립선 및 대장암 예방 효과
	B. 락토	유제품 포함	철분	
	C. 락토오보	유제품, 알류 포함	철분	
	D. 페스코	유제품, 알류, 해산물 포함		
지중해식 다이어트		1. 과일, 채소, 콩류, 견과류, 전곡류, 올리브오일은 충분히 2. 생선, 가금류, 유제품, 음주는 적당히 3. 가공식품, 가공된 육류, 적색 육류는 제한	알려진 바 없음	관상동맥 질환, 암, 제2형 당뇨병 예방
구석기 다이어트 (일명 팔레오 다이어트)		1. 지방을 제거한 육류, 생선, 계란, 다양한 과일과 채소, 견과류, 씨앗류 위주 2. 저염식 3. 시리얼 곡류, 콩류, 유제품, 감자, 정제된 오일, 정제된 설탕, 가공식품은 제외	칼슘, 요오드	단기간 연구에서 대사증후군 요소 (허리둘레, 지방, 혈압, 중성지방) 개선

뒤에서 도표 이어짐 →

구분	특성	결핍 가능한 영양소	효과
대쉬 다이어트 (DASH Diet, 미국 국립 보건원에서 개발한 고혈압 방지 다이어트)	1. 과일 채소, 전곡류, 저지방, 유제품, 지방 제거한 육류 위주 2. 가당 음료 및 가당 식품과 염분 제한	알려진 바 없음	혈압 개선, 관상동맥 질환 위험 감소
애트킨스 다이어트 (Atkins Diet, 일명 황제 다이어트)	1. 단백질, 지방, 저탄수화물 채소 섭취 강조 2. 2주간 탄수화물 섭취 1일 20g으로 제한, 밀가루와 설탕 섭취 금지 3. 이후 탄수화물 섭취를 총열량의 40~60%로 점차 증가	탄수화물, 식이섬유, 비타민B1, 비타민C, 엽산, 마그네슘, 철분	제2형 당뇨병 환자의 경우 당화혈색소 감소, 심혈관 위험 요소 개선
존 다이어트 (Zone Diet, New Diet Revolution, South Beach Diet)	1. 고단백질 저지방 식사 2. 중등도 탄수화물 섭취 제한 (하루 30g 이하)	탄수화물, 식이섬유, 비타민B1, 비타민C, 엽산, 마그네슘, 철분	심혈관 위험 요소 개선
낮은 당지수 다이어트 (Low Glycemic Index Diet)	낮은 당지수(55 이하) 위주 식사		염증 수치, 공복 인슐린 개선, 관상동맥 질환 위험 개선, 인슐린저항성 비만환자에게 적합
오니시 다이어트	1일 총 섭취 열량의 10~19% 이하를 지방, 20%를 단백질, 70%를 복합 탄수화물(과일과 곡류)로 섭취해서 채식주의 식사와 유사함. 카페인이나 칼로리 제한은 없고, 음식 종류만 제한	비타민E, 비타민B12, 아연	
간헐적 단식	16~48시간 동안 단식 또는 극도의 섭취 제한 후, 정상 식사로 이행하는 형태	1. 폭식 가능성 2. 단식 기간에 혈당 저하(당뇨병 환자 주의)	• 체중 감소량: 2.1kg/3주~16.6kg/20주 • 가장 빈번한 체중 감소량: 3~5kg/10주
디톡스 다이어트	식사를 주스로 대체하면서 배변 완화제 또는 사우나를 병행하는 극도의 저열량 식사로 단기간 시도	1. 스트레스 관련 호르몬(코티솔) 증가 2. 폭식 및 체중 재증가 위험, 심혈관 질환 위험, 망간 과다 섭취, 배변완화제 남용, 저나트륨 혈증, 옥살레이트(수산염) 신병증에 의한 급성·만성 신부전증 위험	

다이어트의 체중 감량 효과

다량 영양소 비율에 따른 다이어트의 체중 감량 효과를 알기 위해 비조절
군 대비 체중 감소량을 6개월과 12개월 기준으로 살펴보도록 하겠다. 〈도
표 17〉을 보자.

〈도표 17〉 다량 영양소 비율에 따른 다이어트의 체중 감량 효과

영양소 비율에 따른 구분	조절하지 않은 대조군 대비 체중 감소량(kg, 95% 신뢰구간)	
	≤6개월	≤12개월
저탄수화물 식사	8.73(7.27~10.20)	7.25(5.33~9.25)
적정 비율 식사	6.78(5.50~8.05)	5.70(4.14~7.35)
저지방 식사	7.99(6.01~9.92)	7.27(5.26~9.34)

〈도표 18〉를 보자. 각 다이어트별로 권고되는 열량의 여부, 운동 권유
여부를 구분했다. 그리고 체중 감소량을 6개월과 12개월 기준으로 살펴보
고 있다.

〈도표 18〉 각 다이어트별 체중 감량 효과

구분	권고 열량	운동 권유	체중 감소량(%)	
			≤6개월	≤12개월
애트킨스 다이어트	X	O	3.5~11.8	2.1~10.5
채식 애트킨스 다이어트	X	불명확		
대시 다이어트	△	O	0.3	
낮은 당지수 다이어트	X	불명확	4.0~4.4	2.9
지중해식 다이어트	X	O	7.2	8.7
오니시 다이어트	X	O	2.9~3.5	2.6~3.2
구석기 다이어트	X	O	9	10.6
존 다이어트	남자 1,500kcal 여자 1,200kcal	O	2.4~7.4	1.5~3.2

다이어트 시행 방법 사례

다음에 나오는 내용은 다이어트의 시행 방법을 기간별로 구분하여 각 특성에 관해 정리한 것이다.

간헐적 단식

- 16/8 다이어트: 1일 14~16시간은 단식하거나 열량이 적은 음료만 섭취하고, 8~10시간은 2~3회의 건강한 식사
- 5:2 다이어트: 일주일의 5일간은 건강한 식사, 2일간은 500~600kcal 섭취
- Eat-Stop-Eat 다이어트: 일주일에 1~2일간 24시간 단식하거나 저열량 음료를 섭취하고, 나머지 기간에는 정상적인 식사
- 격일 단식 다이어트: 하루 건너 저열량 식사 또는 단식
- 전사 다이어트(Warrior diet): 저녁식사 전까지 소량의 채소와 과일만 섭취하고, 저녁에는 4시간 내에 충분한 식사를 하되 구석기 다이어트 위주로 식사

애트킨스 다이어트: 4단계로 구성

- 1단계(도입기): 2주간 1일 탄수화물 섭취를 20g 이내로 제한하고, 고단백질, 고지방, 잎사귀 채소로 구성된 저탄수화물 식사
- 2단계(균형기): 체중 감량을 관찰하면서 견과류, 저탄수화물 채소와 소량의 과일을 서서히 추가
- 3단계(조정기): 목표체중에 가까워지면 체중 감소 속도가 감소할 때까지 탄수화물 섭취 증가
- 4단계(유지기): 체중이 다시 증가하지 않는 정도로 건강한 탄수화물 섭취
- 피해야 하는 식품: 가당 식품(가당 음료, 과일주스, 케이크, 아이스크림), 곡류(밀, 귀리,

보리, 쌀), **식물성 오일**(면실유, 콩기름, 옥수수유, 카놀라유), **트랜스지방**, **고탄수화물 채소**(당근, 구근류: 도입기에만 제한), **고탄수화물 과일**(바나나, 사과, 오렌지, 배, 포도: 도입기에만 제한), **전분**(감자, 고구마: 도입기에만 제한), **콩류**(도입기에만 제한), **저지방 식품**

- **권장 식품: 육류**(소고기, 돼지고기, 닭고기, 베이컨 등), **기름진 생선과 해산물**(연어, 정어리 등), **알류, 저탄수화물 채소**(케일, 시금치, 브로콜리, 아스파라거스 등), **정상 지방 유제품**(버터, 치즈, 크림, 요거트), **견과류**(아몬드, 호두, 해바라기씨 등), **건강한 지방**(엑스트라 버진 올리브오일, 코코넛오일, 아보카도, 아보카도오일)

- **음료: 충분한 물, 커피, 녹차, 소량의 와인**

채식 다이어트

채식 다이어트를 엄격한 정도에 따라 구분하면 〈도표 19〉와 같다.

〈도표 19〉 채식 다이어트의 구분

비건 다이어트	육류(X), 가금류(X), 생선(X), 계란(X), 유제품(X) : 동물에서 유래된 산물 섭취하지 않음
락토 다이어트	육류(X), 가금류(X), 생선(X), 계란(X), 유제품(O)
오보 다이어트	육류(X), 가금류(X), 생선(X), 계란(O), 유제품(X)
락토오보 다이어트	육류(X), 가금류(X), 생선(X), 계란(O), 유제품(O)
페스코 다이어트	육류(X), 가금류(X), 생선(O), 계란(O), 유제품(O) : 간헐적 섭취
플렉시테리언 다이어트	대부분 상황에서 채식 식사를 하나 간헐적으로 육류, 생선류, 가금류를 섭취함

채식 다이어트에서 권고되는 식품은 다음과 같다.

- 과일: 사과, 바나나, 베리류, 오렌지, 멜론, 배, 복숭아
- 채소: 잎사귀 채소, 브로콜리, 아스파라거스, 토마토, 당근
- 곡류: 퀴노아, 보리, 쌀, 메밀, 귀리
- 콩류: 렌틸콩, 콩, 완두, 병아리콩
- 오일류: 코코넛오일, 올리브오일, 아보카도오일
- 단백질: 템페, 두부, 낫또, 스피룰리나, 달걀, 유제품

지중해식 다이어트

지중해식 다이어트는 1960년대 이탈리아나 그리스에서 먹던 전통 음식을 기반으로 하는 식이요법이다. 요약하면 다음과 같다.

- 매일 채소, 과일, 전곡류, 콩류, 올리브유를 섭취한다.
- 일주일에 한 번씩 생선, 가금류, 계란류 섭취한다.
- 유제품은 중등도 양으로 섭취한다.
- 붉은 육류는 가능한 한 제한한다.
- 가족 및 친구와 함께 식사하며, 레드와인 1잔을 마시며, 신체활동을 중요시한다.

지중해식 다이어트 식사는 예를 들면 다음과 같다.

- 아침식사: 오트밀과 호두, 간식은 과일
- 점심식사: 그린 샐러드, 올리브유, 병아리콩, 오이, 간식은 견과류
- 저녁식사: 대구구이, 샐러드

〈도표 20〉 지중해식 다이어트 식품의 피라미드 구조

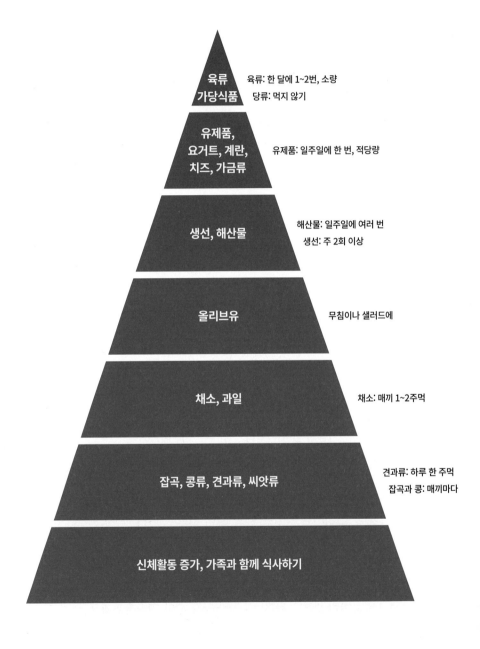

육류
가당식품

육류: 한 달에 1~2번, 소량

당류: 먹지 않기

유제품,
요거트, 계란,
치즈, 가금류

유제품: 일주일에 한 번, 적당량

생선, 해산물

해산물: 일주일에 여러 번

생선: 주 2회 이상

올리브유

무침이나 샐러드에

채소, 과일

채소: 매끼 1~2주먹

잡곡, 콩류, 견과류, 씨앗류

견과류: 하루 한 주먹

잡곡과 콩: 매끼마다

신체활동 증가, 가족과 함께 식사하기

지중해식 다이어트의 장점: 영양정신의학

뇌와 장 신경계의 관계

장 신경계는 1억 개에서 많게는 5억 개의 뉴런을 포함하는데, 이는 신체 내에서 가장 거대한 신경 접합체이다. 그래서 장을 제2의 뇌라고 부르기도 한다. 뇌와 장은 강력한 영향을 주고받고 있다고 할 수 있다. 몸속의 미주 신경은 뇌에서 장까지 연결되어 있어 서로 신경신호를 주고받을 수 있어 정보 전달이 이루어진다. 결국 장내의 화학물질이 약에 있는 화학물질처럼 뇌에 도달할 수 있다는 것이다.

정신건강 측면에서 우울증과 불안감을 느끼는 사람의 뇌에 부족한 신경전달물질은 세로토닌이다. 세로토닌은 기분과 감정을 통제하는 중요한 역할을 하고 있는데, 세로토닌 수용체의 90%가 장에 위치하고 있다. 이는 음식물의 섭취로 인한 장내 세균총(일정한 장소에서 서로 평형을 유지하며 공존하고 있는 각종 미생물 집단을 말함)의 균형이 정신건강에도 영향을 줄 수 있다는 사실을 입증하는 것이다.

음식이 우리 뇌에 직간접적으로 영향을 미치고 있으니, 음식을 정신건강을 위한 약처럼 활용한다는 개념이 서구에서 활발하게 연구되고 있다. 이것이 영양정신의학의 핵심이라고 할 수 있겠다. 예를 들어 과민성 대장 증후군이나 장염에 걸리는 등 대장 기능에 문제가 생겼을 때 느껴지는 기분 변화가 박테리아 수의 변화 때문일 수도 있다는 것이다. 또한 서구에서는 불안과 우울증을 줄이기 위한 약물치료에 이로운 미생물의 활동을 촉진하는 프로바이오틱스(적당량을 섭취했을 때 인체에 이로움을 주는 살아 있는 균을 총칭하는 말로, 유익균이라 할 수 있으며, 현재까지 알려진 대부분의 프로바이오틱스는 유산균)를 추가하기도 한다.

지중해식 식단과 정신건강

지중해식 식단에는 우울증을 개선하는 데 도움이 되는 음식이 건강한 비율로 포함되어 있다. 덕분에 뇌 기능 및 기분 조절을 최적화하는 데 필요한 균형 잡힌 영양을 확보할 수 있게 되었다. 지중해식 식단이 가진 항우울 효과는 대부분 과일과 채소에 들어 있다. 이러한 항산화물질은 산화 스트레스를 줄이고 결과적으로 뇌세포 손상을 줄여준다. 대표적인 식품인 올리브유에는 항산화물질 및 뇌 건강에 도움이 되는 물질이 들어 있다.

지중해식 식단이 정신건강에 이롭다는 것을 뒷받침해주는 연구가 있다. 정서 상태와 생활 방식 변화가 주는 효과를 입증한 입증한 'The SMILES 연구'가 그렇다(Supporting the Modification of lifestyle in Lowered Emotional States; 생활 방식 개선을 통한 우울증 치료 관련 연구로, 학술지 〈BMC medicine〉에 2017년 1월에 발표). 지중해식 식단을 통해 식사의 질적 개선을 한 참가자 3분의 1이 대조군에 비해 우울증 증상이 개선되었음을 보여주었다. 또한 2019년 우울증을 앓지 않은 성인 1만 5,980명을 대상으로 한 10년간의 추적 연구에서 666명이 우울증이 발병했고, 지중해식에 가까운 식단을 따랐던 참가자들의 우울증 발병 확률이 유의미하게 낮았던 것을 관찰하였다.

정신건강은 매우 개인적이고 복잡한 분야이다. 음식만으로 완벽히 치유되지는 않으며 약물치료나 심리치료 등을 잘 받아야 한다. 그럼에도 불구하고 우리는 먹는 음식이 정신건강에서 중요한 요소로 작용한다는 걸 강조하지 않을 수 없다. 특히 지중해식 식단에서 중요시하는 음식군이 식사의 질을 높여 뇌 기능을 비롯한 신체건강을 향상시킬 수 있고, 정서적 안정성에도 도움이 된다. 또한 지중해식 식단에서는 매일 신체활동을 활발하게 하는 것과 가족과 함께 식사하는 것을 중요시하는데, 이러한 점들이 기분을 향상시키면서 전반적으로 정신건강에 유익하다고 할 수 있다.

소모칼로리 측정은
어떻게 할까?

하루 동안 사용하는 에너지보다 음식으로 보충되는 에너지가 작으면 체중
이 줄어든다. 여기서 사용하는 에너지를 소모칼로리, 음식으로 보충되는
에너지를 섭취칼로리라고 한다. 우선 소모칼로리에 대해 알아보자.

  소모칼로리는 크게 기초대사량, 활동대사량, 식이성 발열효과로 구분할
수 있다.

기초대사량

기초대사량은 우리 몸이 생명을 유지하는 데 필요한 최소한의 에너지를
의미한다. 가만히 있어도 심장이 뛰고, 숨을 쉬며, 내장기관들도 눈에는 안
보이지만 열심히 일을 하고 있다. 이러한 기본적인 기능을 유지하는 데 에
너지가 필요한데, 하루에 소모하는 에너지의 60~75%를 차지할 정도로
비중이 높다. 성인 여성은 평균적으로 1,200~1,500kcal, 성인 남성은 평균

적으로 1,500~1,800kcal의 기초대사량을 갖고 있다. 보통 기초대사량은 생후 1~2년 사이가 가장 높고 사춘기 때 약간 상승하는 시기를 제외하면 점차 감소한다.

기초대사량 측정은 음식 섭취가 없는 상태에서 정확한 측정이 가능하다. 병원에서 12시간 단식 후 누운 자세에서 산소소비량과 이산화탄소 배출량을 측정해야 정확하다. 하지만 이러한 방식은 거의 불가능하기에 다음의 공식을 사용한다.

① 성인 남성: 66.47+(13.75×체중)+(5×키) - (6.76×나이)
② 성인 여성: 66.51+(9.56×체중)+(1.85×키) - (4.68×나이)

• 체중은 kg, 키는 cm 단위로 계산

사실 앞의 공식도 너무 복잡하다. 직접 계산하지 않아도 인터넷에 자동 계산기가 많이 소개되어 있으니 체중, 키, 나이만 적으면 바로 기초대사량이 계산된다.

연령이 어릴수록 당연히 기초대사량이 높고, 키와 체중이 높을수록 기초대사량이 높아진다. 그리고 몸에 근육이 1kg 증가하면 기초대사량이 13kcal 정도 높아진다. 칼로리를 줄이는 다이어트는 지금 당장은 체중이 줄겠지만, 나중에는 기초대사량이 낮아지고 지방 분해 능력이 감소되어 체지방은 줄어들지 않을 수 있다. 이전과 같은 양의 식사를 해도 살이 쉽게 찌게 되는 것이다. 운동을 통해 기초대사량을 높이고 지나친 저칼로리 식단을 먹지 않는 것이 중요하다.

활동대사량

체지방을 줄이는 핵심은 섭취된 칼로리를 신체에서 필요한 양보다 약간 줄이고, 소모칼로리를 늘리는 것이다. 우리는 일상에서 끊임없이 움직인다. 운동을 하고, 지하철역을 오르내리고, 문서를 작성하고, 스마트폰으로 SNS에서 '좋아요'를 누르는 등 이런 모든 활동은 에너지를 필요로 하는데, 이를 활동대사량이라고 한다. 하루 종일 집에만 있다면 활동대사량은 매우 적을 것이고, 건설업에 종사한다면 활동대사량은 매우 많을 것이다.

활동대사량을 늘리기 위한 운동이 부담스럽다면 일상에서 최대한 활동량을 늘려도 에너지 소비를 증가시킬 수 있다. 비운동성 에너지 소비가 더 중요하다는 연구도 많이 있다. 즉 일상에서 걷기, 앉기, 말하기, 조금씩 계속 움직이기 같은 활동으로 체중 증가를 막을 수 있다는 개념이다.

〈도표 21〉 활동별 대사량 추정치

주요 활동	활동 정도	대사량
앉아서 하는 일, 사무 업무, 컴퓨터 업무	가벼운 활동	기초대사량 기준 30%
보통 속도로 걷기, 가사일, 자리 이동 없는 노동	중등도 활동	기초대사량 기준 50%
무거운 짐 운반, 운동선수, 등산	심한 활동	기초대사량 기준 80%

• 기초대사량 1,200~1,500kcal 기준

식이성 발열효과

무언가를 먹게 되었을 때 소화·흡수되는 과정에서 에너지가 소비되기 때문에 먹은 열량만큼 소비할 때 생기는 발열, 그것을 식이성 발열효과라고 한다. 이것은 우리가 먹는 것들이 다 칼로리로 축적되지 않는다는 뜻이다. 영양적 균형이 맞는 음식으로 식사했을 때 전체의 10% 정도가 소화에너지로 사용된다. 같은 양의 음식을 섭취했을 때 단백질은 35~38%, 탄수화물은 4~7%, 지방은 3~4%의 에너지를 사용한다. 이는 즉 지방이 많은 튀김 음식을 먹었을 때 소화성발열로 3~4%만 쓰이니 나머지 96~97%는 열량으로 흡수된다는 의미이다.

식이성 발열은 아침에 제일 높게 나타난다. 마지막 식사 이후 아침까지의 공복 시간이 길어서, 지방과 근육을 생성해내는 인슐린과는 반대 기능을 하는 호르몬들의 작용이 활발하기 때문이다. 즉 이런 이유로 아침식사를 충분히 해야 밤새 고갈된 에너지와 하루의 에너지대사를 활성화시킬 수 있다. 그래서 아침식사가 중요한 것이다.

탄·단·지의 양과
칼로리를 알아보자

탄수화물

다이어트 시 권장하는 탄수화물은 복합 탄수화물이다. 탄수화물의 구조가 복잡할수록 몸에서 소화·흡수되는 시간이 오래 걸린다. 반면에 단순 탄수화물은 소화가 빠르며 혈당이 급격하게 올라간다. 이때 인슐린이 분비되어 혈당을 낮추는데, 단순 탄수화물을 자주 섭취할수록 인슐린이 필요 이상으로 분비된다. 인슐린은 혈당 감소 이외에 탄수화물을 지방조직, 혈관, 간에 중성지방으로 저장하는 역할을 하니, 인슐린의 증가는 다이어트에서 피해야 한다. 복합 탄수화물에 해당되는 식품은 대표적으로 현미밥, 단호박, 감자, 통밀 식빵 등이 있다.

탄수화물은 몸에서 소화과정을 거쳐 가장 작은 단위인 포도당으로 분해된다. 탄수화물은 사람의 에너지원으로 중요한 역할을 한다. 그러나 필요 이상으로 섭취하게 되면 남아 있는 포도당을 처리하기 위해 인슐린이 분비되고 지방으로 전환되어 체내 곳곳에 쌓인다.

단순 탄수화물을 계속 먹고 과식을 자주 하면 인슐린이 계속 분비되고 과로하게 되어, 혈당을 감소시키는 기능이 떨어진다. 이를 인슐린저항성이라고 한다. 인슐린저항성이 생기면 초과된 포도당뿐만 아니라 에너지로 쓰여야 하는 포도당도 지방세포에 저장되어 조금만 먹어도 살이 찌는 체질이 된다. 인슐린의 기능이 떨어진 것이기 때문에 인슐린이 쉬게 해줘야 한다. 인슐린 기능을 되돌리는 방법은 탄수화물 섭취를 조절하고 운동을 병행하는 것이다. 운동 시작 후 48시간은 인슐린감수성이 높아진다고 하니 적어도 이틀에 한 번은 운동을 하는 것이 좋다.

그렇다면 다이어트 중인 사람은 탄수화물 섭취를 얼마나 해야 할까? 기초대사량과 활동대사량을 합친 1일 필요 에너지를 계산하면 평균 성인 남성은 2,500kcal, 평균 성인 여성은 2,000kcal의 에너지가 필요하다. 여기서 체중 감량을 원한다면 섭취칼로리를 300~400kcal 줄이는 것이 좋으니 남성은 2,200kcal, 여성은 1,700kcal를 섭취하면 건강하게 뺄 수 있다. 이 정도면 어렵지 않다. 급하게 살을 빼고 싶어서 지나치게 칼로리 섭취를 줄이면, 일시적으로 체중은 줄겠지만 근육도 과도하게 줄어든다. 그리고 이후의 몸은 섭취한 음식을 에너지로 즉각 저장하려는 성질이 생기게 된다. 한마디로 먹으면 살찌는 체질이 되는 것이다. 그래서 극단적인 칼로리 제한 식단은 권장하지 않는다.

1일 총 칼로리 섭취량에서 탄수화물은 운동량에 따라 비율을 달리하는 것이 좋다. 운동량이 많으면 글리코겐 사용 비율이 높아지니 탄수화물의 비중을 60%까지 둬도 좋다. 반대로 운동을 거의 하지 않으면 탄수화물 대사가 이뤄지지 않으니 약 40% 정도로 낮추는 것이 좋다. 고강도 운동을 할 때 남성은 1,320kcal, 여성은 1,020kcal를 섭취하는 것이 좋다. 탄수화물 1g은 4kcal의 에너지를 갖고 있으니, 이를 대입하면 탄수화물 섭취량을 파악할 수 있을 것이다. 고강도의 운동을 하는 남성은 330g, 여성은 255g이 필요하며 운동이 부족한 남성은 220g, 여성은 170g이 필요하다.

단백질

다이어트를 할 때 뭔가 단백질이 제일 도움이 되고 꼭 섭취해야 한다는 강박관념 비슷한 것을 느낀 적이 있을 것이다. 당연한 말이지만, 단백질 섭취는 상당히 중요하다. 그런데 왜 중요할까?

단백질은 근육의 성장에 가장 중요한 영양소이며, 모든 체조직 형성에 사용되는 주요 영양소이다. 근육, 내장, 뼈, 피부 등 우리 몸은 주로 단백질로 이루어져 있다. 성장기 어린이에게도 단백질은 중요하다. 그리고 체내 대부분의 효소와 호르몬도 단백질로 구성되어 있다. 몸은 약 3만 가지의 단백질로 이루어져 있다.

단백질을 생각하면 닭가슴살, 달걀, 보충제가 떠오를 것이다. 단백질은 크게 보면 식물성과 동물성 단백질이 있고, 2가지 다 섭취하는 것이 좋다. 몸에서 단백질을 합성할 때 20종의 아미노산이 필요한데 그중 11종은 몸에서 다른 영양소를 통해 합성이 가능한 반면, 9종은 몸에서 합성되지 않거나 합성 속도가 느려서 음식물로 섭취해야 한다. 이것을 필수아미노산이라고 부른다.

음식을 섭취하면 단백질은 소화되어 아미노산으로 분해되고, 각각의 아미노산은 몸에 필요한 각각의 단백질로 다시 합성된다. 단백질 식품은 필수아미노산 함유량을 수치로 나타낸 아미노산 스코어라는 것이 있는데, 점수가 높을수록 필수아미노산이 많이 함유된 식품이다. 스코어가 높은 동물성 단백질은 쇠고기, 돼지고기, 닭고기, 어류, 달걀, 우유 등이 있고 식물성 단백질은 곡물, 콩 등이 있다. 동물성 단백질과 식물성 단백질을 3:7의 비율로 섭취하면 영양 측면에서 바람직하다.

그러나 단백질도 과다하게 섭취하면 체중이 증가한다. 단백질도 탄수화물처럼 인슐린 분비를 자극하는데, 과다하게 섭취하면 혈당이 올라가고 지방으로 전환된 후 저장된다. 또한 과다한 단백질 섭취는 간에 부담을 줄 수 있다. 단백질은 분해 과정에서 암모니아가 분비되는데, 과다한 단백질로 인해 암모니아가 체내에 남아 있으면 건강을 해칠 수 있다.

단백질은 한 번에 섭취하는 것이 아닌, 매 끼니마다 챙기는 것이 매우 중요하다. 단백질을 주기적으로 섭취하여 아미노산 저장량을 일정하게 유지하는 것이 근육 형성의 기반이 된다. 또한 단백질의 합성은 운동 후 24시간까지 일어날 수 있다. 운동 후 하루 동안은 섭취한 단백질을 활용해 몸에서 단백질 합성이 일어난다. 그리고 단백질은 탄수화물과 혼합하여 섭취했을 때 근육의 회복이 빠르고 합성이 더 잘 이뤄진다. 운동을 한다면, 운동 후 1시간 이내에 단백질을 섭취했을 때 근육의 단백질 합성을 최대치로 충족할 수 있다.

지방

지방을 떠올리기만 해도 부정적인 생각이 들 것이다. 물론 트랜스지방은 몸에 해롭지만, 지방 자체는 몸에 꼭 필요한 영양소이다. 몸의 기본적인 기능을 수행하는 데 필요하기 때문이다. 특히 뇌의 80%는 지방으로 이뤄져 있다. 세포막에서는 지방이 중요한 성분이다. 필수지방산도 필수아미노산처럼 몸에서 합성할 수 없으니 음식으로 섭취해야 한다. 필수지방산이 부족하면 피부병이 걸리거나 성장을 제대로 할 수 없다. 필수지방산이 포함되어 있는 콩기름, 참기름, 옥수수유, 견과류, 등푸른 생선은 적당히 먹는 것이 중요하다.

다이어트할 때 먹어도 되는 지방이 있다. 바로 불포화지방이다. 대표적으로 오메가-3, 오메가-6이 그러한데, 이는 필수지방산이며 음식으로 섭취해야 한다. 오메가-3는 삼치, 고등어, 장어 같은 등푸른생선에 풍부하게 들어 있고 영양제 형태로 복용해도 괜찮다. 하지만 불포화지방산은 실온에서 쉽게 변질되기 때문에서 공기중에 노출되거나 고열로 요리하면 산화되거나 산패되어 암을 유발할 수 있으니 주의가 필요하다.

포화지방은 실온에서 고체나 젤 형태로 존재하며 돼지기름, 버터, 팜유에 함유되어 있다. 과다 섭취할 경우 지방간 위험이 높고 심혈관계 질환과 비만을 유발하는 물질이다. 여기에 트랜스지방이야말로 적극적으로 피해야 하는 지방이다. 감자튀김, 팝콘, 마가린, 비스킷, 치킨, 크로켓 같은 식품에 많이 들어 있고 심혈관계 질환이 일어날 가능성이 매우 높아진다.

지방을 없애는 것이 다이어트의 목적으로 여겨질 정도로 우리는 지방을 내보내고 싶어 한다. 뱃살, 팔뚝살, 승마살을 없애고 싶어 한다. 그런데 지방은 지방세포 안에서 중성지방의 형태로 존재한다. 지방이 지방세포 밖으로 나와야 그 지방을 없앨 수 있다. 긴장과 스트레스 같은 자극을 받으면 교감신경계가 작동하여 노르에피네프린과 에피네프린이라는 호르몬이 분비되는데, 이 호르몬이 분비되면 혈액으로 유리지방산이 방출된다. 이 지방을 근육과 간조직에서 붙잡고 연료로 사용하여 태우면 된다.

각 영양소를
식사요법에 적용해보자

먹을수록 살이 빠지는 영양소

우리 몸에는 식이섬유를 소화하는 효소가 없기 때문에, 분해되지 않은 상태로 대장까지 간다. 식이섬유는 크게 물에 녹지 않는 지용성과 물에 녹는 수용성으로 구분할 수 있다. 지용성 식이섬유에는 통곡물, 감자껍질, 콜리플라워, 애호박, 샐러리, 아보카도 등이 있는데, 이것들은 장에서 수분을 흡수한 뒤 장운동을 활발하게 해준다. 반면에 수용성 식이섬유는 장에서 젤리 상태로 변하면서 당질 흡수를 도와 혈당 상승을 막아준다.

보통 다이어트할 때 채소를 먹어야 한다고 말한다. 이는 바로 식이섬유를 섭취하는 것이기 때문이다. 식이섬유가 풍부한 음식은 포만감이 오래가고 쉽게 배부름을 느끼게 한다. 식단관리를 하다 보면 식이섬유 섭취가 번거로워 먹기가 쉽지 않다. 이럴 때는 세척만 해도 쉽게 먹을 수 있는 쌈 채소류나 찜기에 간단히 쪄 먹을 수 있는 버섯류를 활용하면 좋다.

〈도표 22〉 식품교환표: 식품군별 1교환단위의 열량, 영양소, 식품의 양

식품군		열량	탄수화물	단백질	지방	1교환단위당 식품의 양
곡류군		100	23	2	-	밥 70g(1/3공기), 죽 140g(2/3공기), 식빵 35g(1쪽), 감자 140g
어육류군	저지방	50	-	8	2	살코기 40g, 가자미/동태/조기 50g(작은 1토막), 멸치 15g, 중하 새우 50g(3마리)
	중지방	75	-	8	5	쇠고기 40g, 고등어/삼치 50g, 계란 55g(1개), 두부 80g
	고지방	100	-	8	8	갈비/삼겹살 40g, 소시지 40g, 치즈 30g, 참치통조림 1/3(50g)
채소군		20	3	2	-	푸른잎채소 70g(익혀서 1/3컵), 무/오이/콩나물 70g, 김 2g(1장), 버섯 50g, 배추김치 50g
지방군		45		-	5	식물성 기름 5g(1작은술), 견과류(땅콩/아몬드/호두/잣) 8g, 버터 5g
우유군	일반 우유	125	10	6	7	우유 200mL(1컵)
	저지방 우유	80	10	6	2	저지방 우유 200mL(1컵)
과일군		50	12	-	-	사과 80g, 귤 120g, 딸기 150g, 단감 50g, 참외 150g

열량(kcal)	식품군					
	곡류군	어육류군	채소군	지방군	우유군	과일군
1,400	7	4	6	3	1	1
1,600	8	5	7	4	1	1
1,800	9	5	7	4	1	2
2,000	10	6	7	4	1	2

각 식품군 섭취량은 어떻게 정해야 할까?

식품은 종류에 따라 함유하는 영양소의 종류가 달라서 계획된 식사 구성이 필요하다. 대한영양사협회, 당뇨병학회 등에서 발표한 식품교환표를 활용하면 식품의 섭취량을 알아보는 데 좋다. 〈도표 22〉를 참고하자.

보통 식품을 영양소 함량에 따라 6군으로 나눈다. 각 군에 속한 식품은 영양소 성분이 유사하다. 동일 식품군 내에서 1교환단위는 영양소 함량이 유사한 식품의 양을 의미한다. 이를 기준으로 각 처방 열량에 따라 식품군별 섭취 교환단위 수를 결정할 수 있다(〈도표 23〉 참고).

끼니 배분과 끼니별 섭취량 배분

열량에 따라 섭취해야 할 식품군별 교환단위 수가 결정되면 이를 근거로 하루 식사량을 세끼로 배분한다. 우유군과 과일군의 식품은 간식으로 우선 정하고, 곡류군, 어육류군, 채소군, 지방군의 식품으로 세끼 식사에 배분해야 한다. 다음은 하루 1,800kcal로 식단을 구성한 예시다. 뒤에서 나오는 〈도표 24〉, 〈도표 25〉를 참고해보자.

[예시] 1,800kcal 식단 구성

① 곡류군: 9교환단위로 아침, 점심, 저녁의 세끼로 3단위씩 배분
② 어육류군: 5교환단위로 아침에는 1교환단위, 점심과 저녁은 각 2교환단위로 배분
③ 채소류: 하루 7교환단위로 매끼 적정하게 배분
④ 지방군: 주로 조리에 사용되는 양으로 4교환단위를 매끼 적정하게 배분
⑤ 간식: 우유군 1교환단위, 과일군 2교환단위를 적정한 간식 시간에 따라 배분

〈도표 24〉 1,800kcal를 하루 식사로 배분한 예시

식품군	하루 양	아침	간식	점심	간식	저녁	간식
곡류군	9	3		3		3	
어육류군	5	1		2		2	
채소군	7	3		2		2	
지방군	4	1		1.2		1.5	
우유군	1		1				
과일군	2				1		1

〈도표 25〉 식품군별 일일 섭취 교환단위 수 및 섭취량 예시: 1,800kcal 기준

식품군	교환단위	하루 섭취량 예시
곡류군	9	• 매끼 3교환단위: 밥 70g÷1교환단위×3단위=210g(1공기) • 식빵 3쪽으로도 구성 가능함
어육류군	5	• 매끼 1~2가지의 어육류 반찬으로 구성 (예를 들어 아침: 계란찜 1개/점심: 불고기 8~10점/저녁: 생선 2토막) • 갈비, 삼겹살 등 기름기 많은 육류의 잦은 섭취는 금물
채소군	7	매끼 1~2접시 정도의 야채로 구성하며, 가급적 다양한 종류로 선택
지방군	4	식물성 기름(참기름, 들기름, 콩기름 등)으로 매끼 조리시 1작은술 정도 사용하고, 견과류는 1교환단위(호두 1개, 잣 1큰스푼 정도) 섭취 가능함
우유군	1	하루 1번 간식으로 구성함 (저지방 우유로 구성하면 열량을 더 줄일 수 있음)
과일군	2	하루 2회 정도 간식으로 구성하며, 1교환단위의 과일 양은 다음과 같음 → 사과 1/3개=배 1/4개=단감 1/2개=귤 1개=토마토(대) 1개=무가당주스 1/2컵(100mL)=토마토주스 1컵(200mL)

식품교환표

(1) 곡류군

- 탄수화물이 많이 함유되어 있으며 식물성 단백질도 포함한다.
- 밥, 죽, 식빵, 인절미, 국수, 감자, 고구마 등이 해당된다.
- 1교환단위의 열량은 100kcal이다.

〈도표 26〉 곡류군 1교환단위의 양: 탄수화물 23g, 단백질 2g, 열량 100kcal

식품	무게(g)	어림치	식품	무게(g)	어림치
쌀밥	70	1/3공기(소)	인절미	50	3개
보리밥/현미밥	70	1/3공기(소)	가래떡	50	썰은 것 11~12개
쌀죽	140	2/3공기(소)	도토리묵, 녹두묵, 메밀묵	200	1/2모 (6×7×4.5cm)
현미, 찰옥수수, 율무, 차조	30	3큰술	삶은 국수	90	1/2공기(소)
미숫가루	30	1/3컵(소)	감자	140	1개(중)
밀가루, 녹말가루	30	5큰술	고구마	70	1/2개(중)
모닝빵	35	1개(중)	크래커	20	5개
바게트빵	35	2쪽(중)	마	100	
식빵	35	1쪽 (11×10×1.5cm)	밤	60	3개(대)

(2) 어육류군

- 완전단백질이 많이 함유되어 있으며, 지방 함유량에 따라 저지방군, 중지방군, 고지방군의 3가지 군으로 분류한다.
- 고기류, 생선류, 콩류, 알류, 해산물 등과 이들로 만든 식품이 해당된다.
- 1교환단위 열량은 저지방의 경우 50kcal, 중지방 75kcal, 고지방 100kcal이다.

〈도표 27〉 저지방 어육류군 1교환단위의 양: 단백질 8g, 지방 2g, 열량 50kcal

식품	무게(g)	어림치	식품	무게(g)	어림치
닭고기 (살코기)	40	1토막(소) (탁구공 크기)	돼지고기, 소고기(살코기)	40	로스용 1장 (12×10.3cm)
물오징어	50	몸통 1/3등분	뱅어포	15	1장
낙지	100	1/2컵(소)	멸치	15	자잘한 것 1/4 종이컵
광어, 대구, 동태, 연어, 조기	50	1토막(소)	꽃게	70	1마리(소)
굴	70	1/3컵(소)	새우(중하)	50	3마리
육포	15	1장 (9×6cm)	조갯살, 홍합, 멍게, 문어	70	1/3컵(소)

〈도표 28〉 중지방 어육류군 1교환단위의 양: 단백질 8g, 지방 5g, 열량 75kcal

식품	무게(g)	어림치	식품	무게(g)	어림치
돼지고기(안심)	40		검은콩	20	2큰술
소고기 (등심, 안심)	40	로스용 1장 (12×10.3cm)	낫토	40	1개 (작은 포장단위)
햄(로스)	40	2장 (8×6×0.8cm)	달걀*	55	1개(중)
고등어, 청어, 삼치, 꽁치, 연어, 전갱이	50	1토막(소)	두부	80	1/5모
			순두부	200	1/2봉지 (지름 5×10cm)
장어*	50	1토막(소)	콩비지	150	1/2봉, 2/3공기(소)

＊ 콜레스테롤이 많은 식품

〈도표 29〉 고지방 어육류군 1교환단위의 양: 단백질 8g, 지방 8g, 열량 100kcal

식품	무게(g)	어림치	식품	무게(g)	어림치
닭고기 (껍질 포함)★	40	닭다리 1개	생선 통조림	50	1/3컵(소)
삼겹살★	40		뱀장어*	50	1토막(소)
소갈비★	40	1토막(소)	유부	30	5장(초밥용)
프랑크 소시지★	40	1.3개	베이컨	40	1.25장

＊ 콜레스테롤이 많은 식품, ★ 포화지방산이 많은 식품

(3) 채소군

- 주로 비타민, 무기질과 식이섬유소가 많이 함유되어 있으며, 약간의 탄수화물이 함유되어 있다.
- 채소류, 해조류, 버섯류와 이들로 만든 식품이 해당된다.
- 1교환단위의 열량은 20kcal이다.

〈도표 30〉 채소군 1교환단위의 양: 탄수화물 3g, 단백질 2g, 열량 20kcal

식품	무게(g)	어림치	식품	무게(g)	어림치
가지	70	1/3공기(소)	인절미	70	3개
고구마 줄기, 고사리, 근대, 미나리, 부추, 쑥갓, 시금치, 숙주, 아욱	70	1/3공기(소)	피망	70	2개(중)
			미역(생), 우뭇가사리, 톳(생), 파래(생)	70	
깻잎	40	2/3공기(소)	김	2	1장
단호박▲	40	3큰술	배추	70	3잎(중)
당근▲	70	1/3컵(소)	붉은 양배추	70	1/5개 (9×4×6cm)
마늘종	40	3개(6.5~7cm)	상추	70	12장(소)

뒤에서 도표 이어짐 →

Part 2 _ 비만 극복하기

식품	무게(g)	어림치	식품	무게(g)	어림치
무	70	지름 8cm× 길이 1.5cm	애호박	70	지름 6.5cm× 두께 2.5cm
케일	70	잎 너비 30cm 1장 반	느타리버섯(생)	50	7개(8cm)
콩나물	70	2/5컵(익혀서)	송이버섯(생)	50	2개(소)
파프리카(녹색)	70	1개(대)	표고버섯(생)	50	3개(대)
깍두기	50	10개(1.5cm)	배추김치	50	6~7개(4.5cm)
연근▲	40		우엉▲	40	

▲ 탄수화물을 6g 이상 함유하고 있으므로 섭취시 주의해야 할 채소

(4) 지방군

- 지방군은 지방이 많이 함유되어 있다.
- 식물성 기름, 버터, 마가린, 견과류, 씨앗, 드레싱 등과 이들로 만든 식품이 해당된다.
- 1교환단위의 열량은 45kcal이다.

〈도표 31〉 지방군 1교환단위의 양: 지질 5g, 열량 45kcal

식품	무게(g)	어림치	식품	무게(g)	어림치
옥수수기름	5	1작은술	프렌치 드레싱	10	2작은술
들기름	5	1작은술	땅콩◆	8	8개(1큰술)
콩기름	5	1작은술	아몬드◆	8	7개
참기름	5	1작은술	잣	8	50알(1큰술)
버터★	5	1작은술	참깨(건조)	8	1큰술
마요네즈	5	1작은술	피스타치오◆	8	10개
올리브유	5	1작은술	카놀라유	5	1작은술

★ 포화지방산이 많은 식품, ◆ 단일불포화지방산이 많은 식품

(5) 우유군

- 우유군은 탄수화물, 단백질, 지질 등이 골고루 함유되어 있으며, 특히 칼슘이 많이 함유되어 있다.
- 일반 우유, 저지방 우유, 두유 및 이들로 만든 식품이 해당된다.
- 1교환단위의 열량은 125kcal이다.

〈도표 32〉 우유군 1교환단위의 양: 탄수화물 10g, 단백질 6g, 지질 7g, 열량 125kcal

식품	무게(g)	어림치	식품	무게(g)	어림치
일반 우유	200	200mL(1컵)	두유(무가당)	200	200mL(1컵)
저지방 우유(2%)	200	200mL(1컵)	조제분유	25	5큰술

• 저지방 우유는 탄수화물 10g, 단백질 6g, 지질 2g, 열량 80kcal

(6) 과일군

- 주로 탄수화물과 비타민류가 많이 함유되어 있다.
- 과일류, 과일통조림, 과일주스 등이 해당된다.
- 1교환단위의 열량은 50kcal이다.

〈도표 33〉 과일군 1교환단위의 양: 탄수화물 10g, 단백질 6g, 지질 7g, 열량 125kcal

식품	무게(g)	어림치	식품	무게(g)	어림치
단감	50	1/3개(중)	과일주스	100	1/2컵(소)
귤	120	2개(소)	참외	150	1/2개(중)
오렌지	100	1/2개(대)	토마토	350	2개(소)
딸기	150	7개(중)	방울토마토	300	
바나나(생)	50	1/2개(중)	포도	80	19알(소)
배	110	1/4개(대)	백도	150	1개(소)
사과(후지)	80	1/3개(중)	천도복숭아	150	2개(소)
수박	150	1쪽(중)	파인애플	200	

7교시

약물치료

'다이어트'라는 이름을 달고 있는 방법 중에 가장 쉬운 일은 다이어트 약을 먹는 것일 것이다. 식욕억제제는 기본이고 이번에는 틀림없다면서 알음알음 찾아내서 약을 처방받기도 한다. 그 과정에서 불법적인 일이 일어나기도 한다. 하지만, 누구나 알고 있듯이, '약은 반드시 의사와 상의해야 한다. 약물은 비만을 극복하려는 사람에게 오히려 실패를 반복시키고 또 다른 잘못된 유혹으로 이끌 뿐이다. 7교시에서는 비만 약물치료는 어떻게 이뤄지며, 어떻게 접근해야 하는지 알려준다.

약물치료 전 반드시
체크할 사항

비만치료의 기본은 식습관의 개선, 신체적 활동의 증가 등 생활습관 교정임을 항상 기억해야 한다. 약물치료는 비만치료를 위한 여러 가지 치료 방법 중 제일 마지막으로 고려해야 한다. 그러므로 약물치료 이전에 생활습관 교정, 인지행동치료, 환경 개선 등이 충분히 이루어져야 한다. 또한 약물치료를 결정하기 전에 담당 주치의와 약에 대한 충분한 논의를 거치고, 의존성이나 부작용이 높은 약물은 가급적 단기간에만 사용해야 한다. 담당 주치의는 환자의 상태를 지속적으로 관찰하며 점진적 증량과 점진적 감량을 돕고, 환자가 지나친 의존이나 오남용을 하지 않도록 살펴야 한다.

약물치료는 비만을 치료하기 위한 여러 다른 치료보다 빠르고 효과적으로 보여 매우 매혹적으로 느껴질 수 있을 것이다. 그러나 다른 치료가 병행되지 않고 약물치료만 단독으로 이루어지게 되면, 비만을 극복하려고 하는 사람에게 오히려 실패를 반복시키고 잘못된 방향을 제시할 뿐이다.

약물치료는 WHO 기준상 체질량지수 $30kg/m^2$ 이상 혹은 체질량지수 $27kg/m^2$ 이상이면서 제2형 당뇨병, 고혈압, 이상지질혈증, 관상동맥질환 및 대사증후군 등의 비만 합병증을 가지고 있는 사람을 대상으로만 이루어져야 한다. 특히 펜터민류 등은 우리나라 식품의약품안전처 승인 기준을 준수할 필요가 있다.

다만 서양인에 비해 한국인을 포함한 아시아인은 근골격 분포량, 지방 분포량이 달라 더 낮은 체질량지수에서도 합병증 위험도가 상승하기에 기준을 좀 더 낮춰 체질량지수 $25kg/m^2$ 이상으로 삼을 수 있다. 대만비만학회 비만진료지침에 따르면 성인 비만 기준은 체질량지수 $25kg/m^2$ 이상으로 하며, 복부비만 기준은 남자는 허리둘레 90cm 이상, 여자는 85cm 이상으로 한다. 이런 기준은 환자 개개인의 상황에 따라 조심스럽게 적용해야 한다.

비만은 만성질환이다. 약물치료 중 일부는 단기간 사용으로 한정되어 있지만, 주치의와 규칙적인 진료 주기를 가지며 조심스럽게 보조적인 요법으로 잘 사용한다면 장기치료에 도움이 될 수 있다.

식습관의 개선, 신체적 활동 증가 등 생활습관 교정 등의 비약물치료에도 불구하고 의미 있는 체중 감소 기준인 3개월간 5%의 체중 감소가 나타나지 않거나 체중 감소가 유지되지 않으며 상기 제시된 체질량지수 기준을 충족할 때, 약물치료가 고려될 수 있다. 약물치료를 받기로 한 환자는 진료시에 본인의 현재 식단 및 식사 시간, 간식의 유무, 음주의 유무 및 기저질환에 대해 의사에게 이야기함으로써, 적절한 약제를 처방받을 수 있도록 진료에 협조적으로 임해야 한다. 약물치료를 시행했음에도 3개월 내에 5~10%의 체중 감소가 없거나 동반질환의 개선이 없으면 약물의 변경이나 중단을 고려해야 한다.

우리나라에서 사용 가능한 비만치료 약물

12주 이내 단기적 사용이 가능한 약물

펜터민: 1959년 FDA 승인

[국내 상품명] 노브제, 디에타민, 레디펜, 레티스, 로우칼, 로페트, 류터민, 메타맥스, 비엠진, 비터펜, 슬레민, 씬스펜, 아디펙스, 아트민, 웰트민, 케이터민, 틴틴, 판베시, 페니민, 페딘, 페스틴, 펜더, 펜민, 펜키니, 펜타인, 펜타젠, 펜타지아, 펜터라민, 펜터미, 펜터민, 펜트라민, 푸리민, 피티엠

디에틸프로피온: 1959년 FDA 승인

[국내 상품명] 디피온, 레노씬, 레피온, 암페몬, 에닝, 에피온, 엠피온, 웰피온, 디에칠, 테뉴에이트

펜디메트라진: 1959년 FDA 승인

[국내 상품명] 다이트린, 디에트, 라이트진, 아드펜, 아트라진, 엔슬림, 페

닝, 페티노, 펜디라, 펜디라진, 펜디멘, 펜디세미, 펜디썬, 펜디예뜨, 펜디, 펜디진, 펜디펜, 펜슬림, 펜타씬, 펜트라, 펜틴, 푸링세미, 푸링

마진돌: 1973년 FDA 승인

[국내 상품명] 마자놀, 사노렉스

12주 이상 장기적 사용이 가능한 약물

올리스타트: 1999년 FDA 승인

[국내 상품명] 락슈미, 리피다운, 리피스림, 올리다운, 올리엣, 제니칼, 제로다운, 제로비, 제로엑스, 제로팻

펜터민-토피라메이트 서방제제 복합형: 2012년 FDA 승인

[국내 상품명] 큐시미아

부프로피온-날트렉손 복합형: 2014년 FDA 승인

[국내 상품명] 콘트라브

리라글루티드: 2014년 FDA 승인

[국내 상품명] 삭센다

각 약물의 장단점과 기전을 알아보자

12주 이상 장기적 사용 가능한 약물

올리스타트: 제니칼, 리피다운, 리피스림, 제로비 등

기전

올리스타트는 섭취하는 음식물 내에 포함된 지방의 흡수를 막아 열량 획득을 억제하는 기전으로 만들어졌다. 음식물로 섭취된 지방이 우리 몸에 흡수가 되려면 리파아제라는 효소에 의해 글리세롤과 지방산으로 분해가 되어야 하는데, 올리스타트는 리파아제의 작용을 막아 지방 분해를 막게 되고 분리되지 않은 고분자 지방은 장을 통해 배출이 된다. 보통 섭취된 지방의 30%가 흡수되지 않고 배출된다. 리파아제는 식후에 배출이 되기에 올리스타트는 식사 후 1시간 이내에 복용해야 효과가 제일 좋다. 많은 사람들이 올리스타트 복용이 몸에 축적된 지방이 분해되어 빠져나가는 것을 도와, 그 지방이 대변을 통해 배출된다고 오해를 한다. 하지만 전혀 그렇지 않다.

장점

올리스타트는 꼭 참석해야만 하는 직장 회식 등에서 어쩔 수 없이 고지방의 음식을 섭취해야 할 때 적절하게 쓰일 수 있다. 평소 저지방 식이로 식단관리를 하는 사람에게도 효과가 없는 건 아니지만 우선적으로 권장되지 않는다. 장기간 복용이 아닌 그때그때 필요에 의한 복용으로도 효과가 충분하다. 주로 위장관에만 작용하며 다른 비만치료제 같이 뇌중추신경계에 직접 작용하는 약이 아니기에 비교적 안전하고 장기간 복용이 가능하다.

단점

올리스타트를 복용한 경험이 있는 사람들이면 누구나 겪는 것이 있다. 바로 지방의 흡수를 억제하다 보니 흡수되지 않는 고분자 지방으로 인한 소화불량, 메스꺼움, 과다한 장 운동, 설사와 비슷한 지방변, 가스 배출 등이다. 앞에서 언급한 단점들을 겪어봤음에도 약의 효과를 직접 보고 경험했기 때문에, 효과가 분명하다는 것에 큰 선호도를 보이는 사람들이 있다.

하지만 대부분은 지방변이나 변실금 등 때문에 사회생활에서 당혹스러움을 겪어서 두 번 다시 사용하지 않겠다고 한다. 성인용 기저귀를 2중 3중으로 쓰면서도 예비용을 갖춰야 할 정도의 변실금을 겪기 때문이다. 또한 지방의 섭취를 통해 필요한 지용성 비타민 A, D, E, K 등의 공급이 원활하지 않아 생기는 문제도 있어, 이것도 잘 고려해야 한다. 담즙정체 혹은 만성흡수장애 환자에게도 금기이다. 올리스타트는 다른 약물들에 비해 치료의 주인공으로 단독 사용하기에는 펜터민 제제에 비해 체중 감량 수준이 다소 떨어진다.

정리하자면 올리스타트는 지방질 음식을 많이 먹어야 하는 식문화권과 식생활 습관을 가지고 있는 사람이라면 주된 치료 약, 혹은 첫 사용 약으로 권장할 수 있다. 특히 기름을 이용한 음식을 주로 먹는 중국 문화권 사람들에게 인기가 높아 이들을 주 타깃으로 삼던 비만치료 클리닉에서 많이 처방되던 약이기도 하다. 반면에 한국에서는 보조적인 약물로 쓰이게 되며, 평소 체중 조절을 유지하면서 회식처럼 기름진 음식을 먹는 상황을 피할 수 없다면 간헐적으로 사용해볼 수 있다. 또한 다이어트로 인한 변비가 심할 때 소량의 지방질이 높은 음식을 먹고, 일시적 변비 해소를 위한 방법으로 시도해볼 수 있기도 하다. 마찬가지로 펜터민 등 단기복용제제나 다른 장기복용제제와의 병합요법도 고려해볼 수 있다. 펜터민 단독 요법보다 훨씬 좋은 결과를 보이기도 한다.

부프로피온-날트렉손 복합제

기전

부프로피온-날트렉손 복합제(이하 콘트라브)는 중독 치료에 쓰이는 날트렉손과 금연 및 우울증 치료제인 부프로피온이 합쳐진 약제이다. 2가지 성분이 합쳐짐으로써 부프로피온의 식욕 억제 효과를 날트렉손이 지속 및 강화시킬 수 있으며, 두 약제 모두 음식에 대한 탐닉을 줄일 수 있어 체중 감량에 도움이 된다. 콘트라브는 단맛 중독, 즉 식사를 통해 적정량의 탄수화물을 섭취했음에도 불구하고 빵, 과자, 초콜릿 등의 간식을 습관적으로 섭취하는 탄수화물 중독에 효과적이다. 또한 부프로피온에 항우울 효과가 있어 비만과 기분장애가 함께 있는 환자에게도 유용할 수 있다.

장점

콘트라브는 약의 의존성을 걱정하는 사람이 부담 없이 쓸 수 있는 약이다. 펜터민, 펜터민 복합제에 비해 의존성이 없고 비만치료뿐만 아니라 금연치료에도 보조적으로 쓰일 수 있다. 만약 흡연 상태에서 비만치료를 병행한다면 두 마리 토끼를 한 번에 잡는 효과가 있다.

단점

콘트라브의 흔한 부작용으로는 메슥거림, 구토와 불면이 있으며 일부 환자에게는 약제를 중단해야 할 정도로 심하게 나타난다. 이를 예방하기 위해서 오전 1알 복용을 시작으로, 다음에 나오는 도표와 같이 단계적으로 증량하는 것이 도움이 된다.

구분	오전(●=1알)	오후(●=1알)
1주차	●	
2주차	●	●
3주차	●●	●
4주차	●●	●●

부프로피온은 용량이 증가할수록 발작 가능성이 높아지기에 앞의 도표에서 권장된 복용 스케줄을 따르는 것이 중요하다. 의사는 투약 중 환자가 발작을 경험했다고 말한다면, 즉시 복용 중단을 권유하고 재투여하지 말아야 한다. 환자 또한 발작 경험 사실을 솔직하게 이야기하고 즉시 복용을 중단해야 한다. 두부 외상 경험이 있거나 과도한 음주를 하는 경우 발작의 위험성이 높아진다. 그렇기에 약제를 복용하는 동안에는 음주를 최

소화하거나 금주해야 한다. 약을 복용할 때는 씹어서 쪼개지 않고 그대로 삼켜 복용하도록 하며, 식사 30분에서 1시간 전에 복용하는 것이 효과적이다. 만약 메슥거림, 구토가 심한 경우에는 음식물과 함께 복용하면 불편감을 줄일 수 있다.

펜터민-토피라메이트 복합제

기전

펜터민-토피라메이트 복합제(이하 큐시미아)는 속효성 펜터민, 서방형 토피라메이트 복합제이다(펜터민의 기전은 다음에 나오는 중추신경계자극제 계통 약물에 자세하게 소개되어 있다). 토피라메이트는 뇌 안의 세포에서 전압 차이에 따른 전해질 통로에 관여하고, 신경전달물질은 가바나 글루타메이트 등의 수용체에 길항작용을 하여 식욕 억제, 포만감 증가를 유도한다. 장기간 사용 가능한 비만 약으로 승인되어 2019년 국내에 출시되었다. 펜터민과 다르게 조합제형이 4가지가 있으며 점진적 증량, 감량에 유리한 부분이 많고, 심혈관 관련 부작용이 펜터민 제제의 용량만큼 덜하여 장기적으로 사용이 가능하다.

토피라메이트는 단독 제제로는 편두통 예방, 뇌전증 치료제로 국내에서 사용되고 있었다. 처음에는 편두통, 뇌전증 치료를 위해 이용되었다. 그러다가 약을 먹는 환자에게서 식욕 부진, 체중 감소 등의 증상이 자주 보고되었고, 이런 부분의 추가적 연구를 통해 체중 조절을 위한 사용도 재조명받게 되었다. 조현병, 폭식증, 우울증 환자에게 토피라메이트 추가 처방도 이루어졌다. 이후 더욱 연구해 지금과 같이 비만치료를 위하여서도 쓰일 수 있는 복합제제가 나오게 되었다.

장점

펜터민-토피라메이트 복합제는 펜터민의 장단점과 토피라메이트의 장단점을 적절하게 조합하여 출시되었다. 토피라메이트는 폭식장애, 우울증 등의 증상이 함께 있는 비만환자의 식욕 저하와 우울증 개선에 도움이 되고 있다. 펜터민-토피라메이트 복합제는 기존의 펜터민 제제 등 중추신경자극제제가 가지고 있는 의존성이라는 문제에서 벗어나 더 안정적으로 사용할 수 있다.

단점

단점은 펜터민 단일제제보다 높은 가격(모든 용량에서 동일하게 1알에 4,000원 정도)이다. 거기에 복합제제인 탓에 제형이 커서 삼키는 데 부담감을 느끼는 경우도 종종 보고된다. 펜터민 제제가 가지고 있는 심혈관질환, 갑상선항진증 등에서의 사용은 마찬가지로 권고되지 않는다. 토피라메이트가 주로 신장으로 배출되기 때문에 신장 기능 이상 환자는 펜터민-토피라메이트 복합제 사용을 조심해야 하고, 대사성산증이 일어날 가능성을 늘 염두에 둬야 한다 가임기 여성, 신장애 환자에게 사용시 신중해야 한다. 급성 녹내장으로 인해 시력이 떨어지거나 안구 통증 등의 증상 발생시에도 즉시 중단해야 한다. 토피라메이트 제제의 경우 집중력, 주의력 감소 등 인지기능 장애의 부작용이 보고되고 있다. 운전이나 기계 조작 등에 주의가 필요하며 증상이 심한 경우 복용량을 감소하거나 중단을 고려해야 한다.

리라글루티드 주사제

기전

리라글루티드 주사제는 삭센다라는 상품명으로 널리 알려져 있다. 포만감을 증가시켜 음식 섭취를 줄이는 역할을 하는 호르몬인 글루카곤 유사 단백-1과 유사하지만, 체내에서 오래 작용할 수 있도록 만들어진 성분이다. 주사기 형태로 개발되었기에 환자들이 처음 투여할 때 생소할 수 있다. 잘못된 투여로 인한 효과 저하를 예방하기 위해서는 투여 방법을 주의 깊게 들어야 한다.

환자는 1일 1회 식사와 관계없이 본인이 편한 시간을 선택하여 매일 같은 시간에 투여한다. 환자 몸의 복부, 허벅지, 팔뚝에 주사하면 되며 효과는 24시간 유지된다. 하루 0.6mg에서 시작하여 단계적으로 3.0mg까지 증량하는 것이 도움이 된다.

장점

심혈관질환, 녹내장 등이 같이 있다면, 특히 2형 당뇨에도 효과적으로 쓸 수 있다. 그리고 다른 약물에 비해 좀 더 안정적으로 흡수되고 작용도 안정적으로 유지된다는 장점이 있다. 다른 약물치료와 삭센다는 병행치료하기에도 부담이 덜한 부분이 있다.

단점

다른 약물치료에 비해서 고가의 약물이라는 점이 부담이다. 매일 주사를 한 번 놔야 하기에 이에 대한 거부감을 보이는 환자들도 있다. 주사제 자체도 사용 전에는 냉장보관이 중요하고, 사용 후에도 너무 저온이나 고온이 아닌 상온 내에서 최대한 빨리 사용해야 한다. 그래서 보관이 불편하다.

투여시간을 놓쳤는데 평소 투여하는 시간에서 12시간 이내라면 최대

구분	용량
1주차	0.6mg
2주차	1.2mg
3주차	1.8mg
4주차	2.4mg
5주차	3.0mg

한 빨리 기존의 용량을 투여하고, 12시간이 경과되었을 경우에는 익일 예정된 시간에 기존 용량을 투여하면 된다. 가장 흔하게 나타나는 부작용은 메스거림인데, 특히 투약 초기에 나타나며 수일 이내에 호전되는 것이 특징이다. 이를 예방하기 위해서는 앞에 나오는 도표처럼 하루 0.6mg에서 시작하여 단계적으로 3.0mg까지 증량하는 것이 도움이 된다. 드물게 보고되는 부작용으로는 급성 췌장염이 있으며 100회 이상의 빠른 맥박, 발열, 똑바로 누워 있을 때 더 심한 복통이 있는 경우 투여를 중단하고 즉시 병원에 내원하여야 한다. 또한 가임기 여성은 투여하는 동안 피임을 유지해야 하며, 임신 사실을 알게 된 경우 즉시 투여를 중단하여야 한다.

12주 이내 단기사용승인약제

중추신경자극제

기전

펜터민, 펜디메트라진, 디에틸프로피온, 마진돌 등은 중추신경자극제(주로 교감신경자극제에 속하는) 약들이다. 메스암페타민 등 일반적으로 알려진 마약과 유사한 구조의 약물이다. 우리 뇌에 위치한 시상하부 식욕중추의 신경 말단에서 노르에피네프린의 분비를 증가시키거나 재흡수를 차단하여 식욕을 억제하고, 교감신경의 활성화를 통해 기초대사량 증가와 기본 활동량의 증가를 일으킨다.

예를 들어 산속을 걷고 있다가 호랑이를 마주쳤다고 가정하자. 이때 우리 뇌는 뇌신경세포와 세포를 연결하는 뉴런과 상호작용해 에피네프린, 노르에피네프린, 도파민 등의 신경전달물질 등을 분비하기도 하고 재흡수를 차단하기도 한다. 이렇게 함으로써 우리 몸이 극심한 스트레스를 받고 있다는 신호를 뇌의 시상하부에 보내 교감신경 과활성화를 유발시킨다. 이로 인해 언제든 행동을 취할 수 있는 각성 상태, 긴장 상태에 놓이게 한다. 긴장 상태에서는 공복감이나 식욕감, 피곤함을 느낄 새가 없다.

이런 상태는 진짜로 호랑이가 공격할 때 같이 싸우거나 도망가는 등 생존의 확률을 높이기 위한 활동에는 도움이 된다. 하지만 지속적인 각성 상태에서는 몸 여기저기에서 지나치게 에너지원을 사용하거나 과도한 긴장으로 인한 피로감이 쌓여 탈진이 일어난다. 중추신경자극제는 이런 상황을 반복·유발시킬 수 있는 약이다.

펜터민, 펜디메트라진, 디에틸프로피온은 시상하부 식욕중추의 신경 말단에서 노르에피네프린의 분비를 증가시키고 마진돌은 재흡수를 차단하게 된다. 단기적으론 효과가 있지만 심혈관 문제, 중추신경 균형의 혼란, 약의 의존성 증가 등으로 3개월 이상 장기적인 사용은 금지하고 있다.

장점

단기간 사용시에 식욕 억제 효과가 가장 크고 빨라 짧은 기간 쓸 수 있고,

비만치료 환자가 식이요법, 운동요법 등을 유지하는 데 큰 원동력을 제공하며 인지행동요법에도 참여도나 이해도를 높일 수 있다. 식욕 억제 효과는 '펜터민(12주간 위약 대비 체중 4~8kg 감소 효과) 〉 펜디메트라진 〉 마진돌 〉 디에틸프로피온' 순이다. 펜디메트라진은 펜메트라진의 전구체로 체내에서 메틸기가 분리되어 펜메트라진으로 활성화가 되어야 효과가 나타나는데, 일부만 활성화가 되어서 의존·남용 위험성은 펜터민에 비해 낮은 편이다.

단점

가벼운 부작용으론 입마름과 불면, 빈맥, 부정맥, 불안, 좌불안석 등이 있다. 이외에도 과다복용하거나 술과 같은 물질을 함께 복용하면 환각, 피해망상, 관계망상 등 정신병적 증상을 유발하며, 심혈관계 부작용 및 오남용의 가능성이 있다. 그렇기 때문에 현재 허가받은 비만치료 약물 중 가장 주의를 기울이며 사용해야 한다. 특히 체중 감량 효과가 좋다고 하더라도 3개월 이상 중추신경자극제를 사용하는 경우 폐동맥고혈압, 심혈관계 부작용을 유발할 수 있다. 그러니 2개월 사용 후에는 점차적 감량을 하여 3개월에는 중단을 고려하거나 다른 장기적 사용이 가능한 약으로 전환이 필요하다.

현재 펜터민 등의 중추신경자극제는 오남용으로 인해 사회적 문제가 많이 부각되고 있다. 몇 년 전에는 영화배우가 이틀 동안 약을 8개 복용한 후 환각을 보고 도로를 위험하게 달리다가 체포된 사례도 있다. 진료현장에서도 정신과적 병력이 없던 사람이 갑자기 환시를 호소하거나 누군가 자신을 쫓아온다는 피해, 관계망상을 보인다면 중추신경계자극제 복용을 확인해야 할 정도로 흔한 편이다. 단독 오남용 말고도 알코올과 함께 복용하거나 기존의 우울증, 조울증 등 정신증상 치료를 받던 환자가 다른 약과 병행 복용을 하면서 정신병적 증상을 유발시키는 경우도 있다. 주의 깊은 관찰과 지도 복용이 필요하다.

2021년 10월에는 시사탐사추적 프로그램 방송에서 펜터민류 처방의 사회적 문제에 대해 다룬 바가 있다. 정상적인 처방을 받을 수 없는 10대나 BMI 20kg/m^2 이하의 사람들조차도 타인이 처방받은 약을 불법으로 구매하는 모습이 방영되었다. 정상적인 처방을 내는 의료인이라도 기존의 환자들을 대상으로 약물 복용 및 관리에 대한 교육을 더욱 철저히 해야 함을 상기시켰다. 의사의 경우 기존의 처방환자가 약을 분실했다고 하더라도 재처방은 고려해봐야 하며, 의약품안전사용서비스인 DUR(Drug Utilization Review)에서 중복처방 경고가 뜬다면, 처방 중단을 고려하고 오남용의 위험에 대해 환자와 상의해야 한다. 환자 또한 이미 복용하면서 다이어트를 하고 있다면, 다시 한번 생각해봐야 한다.

사용방법

- 초기 시작용량 및 유지용량: 가능한 최소량으로 시작하여 반응을 확인한다. 이후 증량이 필요하다면 점진적으로 증량한다. 첫 4주 이내에 치료반응 평가가 필요하다. 이때 최소 1.8kg 이상의 체중 감소가 있거나 의사와 환자 모두 만족할 만한 체중 감소가 있다고 할 때, 최대 3개월까지 사용을 연장할 수 있다.
- 중단 필요시: 펜터민 등 향정신성 식욕억제제를 오랫동안 고용량으로 투여하다가 갑자기 중단하면, 이로 인한 반동반응 또는 물질결핍으로 인한 극심한 피로감, 우울증, 수면뇌파의 변화 등이 나타난다. 점진적 감량 및 투약 중지가 필요하다.

보조적 사용 약제

메트포민

메트포민은 비구아니드 계통의 제2형 당뇨병 치료제이며, 특히 과체중인 당뇨병 환자에게 사용되는 혈당 조절제이다. 초기 500mg 1일 1회로 시작하여 매주 500mg씩 증량해, 하루 최대 2,000mg(1일 1,000mg으로 2회)까지 사용이 가능하다. 메트포민은 뇌의 여러 영역에서 뉴런을 활성화시키는데, 반복되는 메트포민의 섭취는 체중 감소를 유발한다. 신경계에 있어서 미각 변화를 일으키거나, 위장관계에 있어서 식욕 부진을 일으킬 수 있어 오프라벨(허가된 사용 외 사용) 의약품으로 종종 쓰이기도 한다. 항정신, 항우울, 항불안 약물치료를 받고 있는 환자의 체중 관리를 위해 가장 많이 연구된 약제이기도 하다.

비정형항정신병약물에 의한 체중 증가에 대처하기 위한 메타 연구에 따르면, 메트포민이 체중을 2.94kg 감소시켰고 허리둘레를 유의미하게 감소시켰다. 또한 항정신병약물에 의한 체중 증가를 7% 이상 유의하게 예방하였다. 하지만 체중 조절을 위한 메트포민의 남용은 위궤양, 위장장애, 비타민 B군의 결핍 등을 유발할 수 있고, 특히 거식증 환자들의 오용이 보고되고 있어 주의가 필요하다. 이 약은 중등도, 중증의 신기능 장애, 급성 및 불안정형 심부전 환자, 저혈당 등을 일으킬 수 있는 환경에서는 금기이다.

수면제 및 수면보조제로서의 항정신 · 항우울 · 항불안제

비만의 원인으로 불면, 불규칙한 수면 외에 수면 전후로 폭식하게 되는 것도 고려해봐야 한다. 불면증 그 자체의 치료를 위해서는 비약물적 행동 중재, 수면위생 교육, 수면환경 개선이 우선적으로 이뤄져야 한다. 하지만 야간 공복을 극복하고 공복 상태에서 충분한 수면을 이룰 수 있게 돕는 수면제·보조수면제로 쓰이는 항정신, 항우울, 항불안 약물들도 비만치료의 보조치료제로써 적극적인 쓰임이 필요할 수도 있다. 물론 수면제 계통은 그 약 자체만으로 의존과 남용의 가능성이 높고, 복용 후 실제 잠에 들지 않으면 오히려 폭식증을 유발할 수 있는 점을 고려해야 한다.

벤조디아제핀 계통이나 수면유도제 계열과는 달리 항정신약물 계통인 쿠에티아핀은 야간 중 섭식에 대한 보고는 드물지만, 장기 복용만으로도 식욕 증진, 체중 증가의 가능성이 있음을 유의해야 한다. 폭식증 환자에게 선택적 세로토닌 재흡수 차단제(SSRI) 계통의 플루옥세틴이나 토피라메이트의 조합이 수면보조제로서 쓰이는 경우도 있다. 최근에는 수면제 졸피뎀의 대사체인 에스조피클론 제제(에스조피클론, 조피스타, 조피클론, 조스)의 경우 아침에 불쾌한 쓴맛이 느껴지고, 극히 일부는 하루 종일 이런 감각이 반복되어 결국 음식 맛을 못 느끼게 된다는 보고가 있다. 여기에서 더 나아가 불쾌한 쓴맛을 없애기 위해 더 자극적인 맛의 음식을 더 먹게 된다는 보고도 있었다. 이에 대해서는 추가적인 연구가 필요하다.

선택적 세로토닌 재흡수 차단제

세로토닌은 트립토판에서 생성되며 기분, 수면, 인지 기능 등의 조절에 중요한 역할을 한다. 또 식사 중이나 식사 후 포만감을 느끼는 과정과도 밀접한 관련이 있다. 만성 스트레스가 있는 경우 세로토닌 수치가 하락하게 되고 포만감이 떨어져 더 많은 양을 먹어야 비슷한 포만감을 느낄 수 있다.

선택적 세로토닌 재흡수 차단제(SSRI, Selective Serotonin Reuptake inhibitor)는 세로토닌 재흡수를 차단함으로써 세로토닌 기능을 높이는 약물이다. 처음에는 높아진 세로토닌만 식욕 억제와 체중 감량에 관여할 것으로 여겨졌지만, 연구가 거듭되면서 뉴로펩타이드 Y와 부신피질자극호르몬방출인자도 관련이 있을 것으로 여겨지고 있다. 선택적 세로토닌 재흡수 차단제는 주요 우울장애, 불안장애, 강박장애, 외상 및 스트레스 관련 장애, 섭식장애, 월경 전 불쾌장애에 효과적인 치료제로 쓰인다.

선택적 세로토닌 재흡수 차단제(이하 SSRI)는 비만 자체를 위한 치료제로 승인을 받은 것은 아니지만, 비만으로 인한 우울감과 폭식 증상 호전에 도움이 되리라 본다. SSRI는 중추신경 계통과 위장관계의 부작용이 흔하다. 중추신경 계통으로는 두통, 초조, 불면, 어지러움, 떨림이 흔하며 위장관계로는 메슥거림, 설사, 입마름이 흔하다. 이 부작용들은 치료 초기에 발생한다. SSRI를 사용하게 된다면 부작용이 처음에는 나타나지만 시간이 경과되면서 호전된다는 것을 알아두면 좋다.

또 다른 부작용도 있다. SSRI 복용시 절반가량의 환자들에게서 성기능 저하가 나타나며, 복용기간이 길수록 더 흔히 발생하는 경향이 있었다. SSRI는 임신과 모유수유 기간에는 복용을 중단하는 것이 권유된다. 만약 신경성 폭식증이 있는데 임신을 계획하고 있다면, 주치의와 상의해 약제를 감량하다가 추후에는 중단하는 것이 좋다.

① 플루옥세틴: 플루옥세틴은 SSRI 중 비만에 대한 연구가 가장 많이 이루어진 약제이다. 임상실험에서 식욕 및 식사 횟수와 식사량의 감소를 보였으며, 플루옥세틴 복용과 행동요법을 병행할 때 체중 감량에 중등도의 효과가 있는 것으로 보고되고 있다. 또한 플루옥세틴은 신경성 폭식증 치료로 유일하게 미국 식품의약국(FDA) 승인을 받은 약제이다. 신경성 폭식증 환자에게 플루옥세틴을 투여하면 폭식과 구토 및 하제 사용 횟수를 줄일 수 있었다. 플루옥세틴은 우울증의 경우 1일 20mg으로 시작하며, 최대 80mg까지 사용이 가능

하다. 불면증을 유발할 수 있어 오전 복용이 권장되며, 신경성 폭식증은 1일 60mg이 20mg 대비 폭식과 구토를 더 크게 줄일 수 있었다.

② 설트랄린: 비만인 대상 연구에서 인지행동치료만 했던 그룹과 인지행동치료와 설트랄린을 병행한 그룹을 비교했을 때, 설트랄린을 병행한 그룹이 체중 감소에서 더 큰 효과를 보였다. 폭식장애 대상 연구에서도 설트랄린 투약군은 위약 대조군에 비해 폭식 횟수 및 체중의 감소에 더 큰 효과가 있었다. 설트랄린은 1일 50mg으로 시작해 효과 및 부작용을 감안하여 매주 50mg씩 증량한다. 총 200mg까지 증량할 수 있다.

③ 플루복사민: 폭식장애 대상 연구에서 플루복사민 투약군은 위약 대조군에 비해 폭식 횟수 및 체질량 감소에 더 큰 효과가 있었다. 플루복사민은 50mg으로 시작하여, 효과 및 부작용을 감안해 300mg까지 증량할 수 있다.

에페드린 & 카페인

고대 중국, 몽고 등지에서 감기, 열, 두통 등의 치료로 쓰였던 마황이라는 약초에서 추출한 에페드린과 카페인을 결합한 약물 역시 비만치료에 사용될 수 있다. 두 성분 모두 열생산을 촉진하며 카페인은 음식 섭취를 줄여주는 효과가 있어 체중 감량에 더 큰 도움이 될 수 있다. 두 약제의 효과를 평가하기 위한 연구에서 체중 및 체지방량 감소를 확인할 수 있었다.

부작용으로는 정신과적 증상인 우울, 불안, 초조, 예민뿐만 아니라 발한, 메슥거림, 구토, 복통, 두통을 유발할 수 있다. 이러한 부작용은 약물을 지속적으로 복용하면 줄어들 수 있으나, 고혈압이 조절되지 않을 경우 복용 중단을 고려해야 한다. 각 성분의 함량에 따라 여러 약제들이 시판되고 있으며 부작용 예방을 위해 에페드린 10mg부터 시작해 점차 용량을 늘리는 것이 도움된다. 또한 시판 중인 약제에는 아세트아미노펜과 에페드린,

에페드린/카페인 함량 (단위: mg)	12.5/25	15/45	25/25
시판 중인 약제 (상품명/제약회사)	유리카에스정(명문) 파비안에스정(서울) 라니린에스(JW신약)	아페린씨정(휴온스)	에카린에이정(광동) 카푸린에스정(대한뉴팜) 슬렌페드씨정(안국) 슈가펜에스정(알보젠)

카페인 성분이 함께 함유되어 있기에 매일 3잔 이상 술을 마시는 사람은 주의가 필요하다. 시판 중인 약제를 에페드린과 카페인 함량에 따라 구분 하면 앞의 도표와 같다.

녹차추출물

녹차는 카테킨을 포함한 여러 가지 폴리페놀과 카페인, 무기질 등을 함유 하고 있다. 녹차추출물은 항산화제로서 작용하며 카테킨과 카페인이 열을 생성함과 동시에 지방대사에 도움을 주어 체중 감량을 유도할 수 있다. 여 러 연구에서 녹차추출물은 포만감 증가, 체중 감소, 복부둘레 감소, 복부 지방 감소, 기초대사량 증가, 혈청 콜레스테롤의 감소 효과를 보였다.

1회에 1~2캡슐을 하루 3회 식사 중에 복용하는 것이 권장된다. 특별한 부작용은 없으나, 카페인을 함유하고 있어 운동선수의 경우 도핑테스트에 서 양성반응을 보이므로 투약시 주의해야 한다. 또한 약제 복용 후 가슴 두근거림 등의 증상이 발생할 경우, 섭취하는 커피의 양을 조절하면 증상 호전에 도움이 될 수 있다. 그리고 임신 중 투여에 대한 안정성이 확립되어 있지 않으므로 투여하지 않는 것이 바람직하다.

녹차추출물/오르소시폰 함량 (단위: mg)	250/150	375/0
시판 중인 약제 (상품명/제약회사)	슬라임캡슐(광동) 다이엔캡슐(대한뉴팜) 슬린티캡슐(명문) 아르볼캡슐(알보젠) 라니그린캡슐(JW신약)	리드미캡슐(서울)

현재 국내에서 시판되는 약제들은 녹차추출물과 오르소시폰 가루를 병합한 약제들이 많다. 이는 오르소시폰 가루의 중성지방 분해 효과를 더하기 위함이다. 시판 중인 약제를 녹차추출물과 오르소시폰 함량에 따라 구분하면 앞에서 정리한 도표와 같다.

방풍통성산

방풍통성산은 18종류의 본초로 구성된 처방으로 당귀·작약·천궁·치자·연교·박하·생강·형개·방풍·마황 각 2g, 대황·망초 각 2.5g, 길경·백출·감초·황금·석고 각 3g, 활석 4g을 말한다. 방풍통성산은 체중 감소, 지질대사 개선, 변비 개선 등의 효과가 있고 이것은 열대사 증가와 관련이 있다. 마황의 에페드린은 열대사를 증가시키는데 감초, 연교, 형개가 이를 더 활성화되도록 도와준다. 또한 방풍통성산의 대황, 석고는 변비를 개선시킬 수 있다.

식약청에서는 배에 피하지방이 많고 변비가 있는 환자의 비만, 부기, 변비에 대한 방풍통성산 효과를 인정하고 있다. 여러 연구에서 방풍통성산은 체중 및 체지방, 복부지방을 감소시키고 혈청지방과 혈당을 낮추는 데

방풍통성산 함량 (단위: mg)	237.5	1000
시판 중인 약제 (상품명/제약회사)	씨라인정(광동) 캠벨정(대한뉴팜) 살라이트정(명문) 사렌슨정(안국) 비그만정(알보젠) 말라진정(JW신약)	아시원정(서울)

도움이 되었다. 대부분의 연구가 단기간 변화를 관찰한 것으로 추후 대단위 연구가 필요할 것으로 보이나, 비만 보조제로써 방풍통성산을 처방 가능할 것으로 생각된다.

1회 2~4정을 1일 3회 식사 전이나 식사 중에 복용해야 하며 복통, 설사, 소화불량, 메슥거림 등의 소화기계 부작용이 흔하다. 드물긴 하지만 약제성 폐렴, 황달 등도 있다. 또한 마황에 에페드린이 함유되어 있기 때문에 불면, 신경과민 등을 유발할 수 있다. 시판 중인 약제를 방풍통성산 함량에 따라 구분하면 앞의 도표와 같다.

토피라메이트

토피라메이트는 1990년대 이후 뇌전증 치료로 사용해온 약물이다. 2000년대에는 편두통 예방 목적으로 미국과 한국에서 허가된 약물이다. 또한 양극성 정동장애와 신경병적 통증에서도 쓰이는 약제이다. 토피라메이트의 체중 감소 기전은 아직 명확하지 않으며, 다른 목적의 치료 과정에서 체중이 감소함을 발견하게 되었다. 비만 성인을 대상으로 한 연구에서 토피라메이트는 체중 감소의 효과를 보였으며, 이는 1년 이상 지속되었다. 또

토피라메이트 함량 (정제, 단위: mg)	25	10
시판 중인 약제 (상품명/제약회사)	토핀정(대한뉴팜) 토파드정(서울) 토팜(알보젠) 폰다미스(JW신약) 토피리드정(광동) 토파로스정(명문) 토피칸정(안국)	토피트정(대한뉴팜) 토파드정(서울) 토팜(알보젠) 폰다미스(JW신약)

토피라메이트 함량 (캡슐, 단위: mg)	25	50	100	200
시판 중인 약제 (상품명/제약회사)	큐덱시XR (SK케미칼)	큐덱시XR (SK케미칼)	큐덱시XR (SK케미칼)	큐덱시XR (SK케미칼)

혈압, 총콜레스테롤, 중성지방, 저밀도 콜레스테롤 등의 비만과 관련 있는 지표들의 개선을 보였다.

감각 이상, 두통, 피로 등이 흔하게 관찰되는 부작용이며 신장 결석 발생의 위험성도 있기에 주의해야 한다. 보통 25~50mg으로 복용을 시작하며, 비만치료의 보조용법으로는 하루에 50~100mg을 유지해야 한다. 국내에서 정제로는 25mg, 100mg이 출시되었으며 서방형인 캡슐 약제는 25mg, 50mg, 100mg, 200mg으로 출시되었다.

엘카르니틴

엘카르니틴은 라이신과 메치오닌, 2가지 필수아미노산으로부터 합성되는 물질이다. 지방 산화를 쉽게 하고 에너지를 생성시키며 근육에서의 단백질 합성을 촉진한다. 한 연구에 따르면 엘카르니틴을 복용한 군은 위약 대조군 대비 체지방 감소, 근육량 증가 효과를 보였다. 다른 연구에서는 올리스타트와 병합시 체중, 혈당, 저밀도지단백 콜레스테롤 감소 효과가 늘어났기에, 엘카르니틴이 지방흡수억제제의 효과를 증대시키는 것으로 보인다.

엘카르니틴 330mg(1정)을 1일 2~3회, 1회 2~3정씩 복용할 수 있어 하루에 총 4~9정까지 복용 가능하다. 복용시 특별한 부작용은 없으나 복용 초기에 메슥거림, 구토, 복통, 설사가 나타날 수 있어 주의가 필요하다. 또한 임신 중 투여에 대한 안정성이 확립되어 있지 않으므로 임신 중에는 투여하지 않는 것이 바람직하다.

시판 중인 약제를 정리하면 다음과 같다.

엘카르니틴 함량 (단위: mg)	330
시판 중인 약제 (상품명/제약회사)	디카틴정(대한뉴팜) 카르티엘정(명문제약) 엘큐정(서울제약) 슬리칸정(안국약품) 엘카리나정(알보젠)

8교시

인지행동요법

비만치료든 다이어트든, 핵심은 비만 상태인 체중에서 건강체중으로 자신의 무게를 줄이는 것이다. 이를 위해 운동을 하고, 식단 조절을 하며, 거기에 다이어트 관련 제품까지 사용하는 것이다. 하지만 생각보다 쉽지 않다. 행동하는 것, 실천하는 것, 실천했던 사항을 꾸준히 유지하는 것이 쉽지 않으니 많은 사람들이 잘못된 방법으로까지 가는 것이다. 이번 수업에서는 비만치료에서 인간의 행동을 조절하고 변화시키는 행동요법에 대해 알아본다. 더 나아가 '인지(생각)' 영역으로도 넓혀서 변화를 이끌어내는 방법을 알아본다.

행동 조절만으로
비만치료가 어려운 이유

행동은 잠시 바꿨지만, 습관은 그대로라면?

비만치료의 핵심은 건강체중을 얻을 때까지 에너지 균형을 마이너스 상태로 만드는 것이다. 이를 달성하기 위해 우리는 식이요법과 운동요법, 즉 '영양가 있고 적게 먹으면서 많이 움직이는' 방법을 시도하며 체중이 감소하기를 기대한다. 비만치료에 관심 있는 사람 중 이 원칙을 들어보지 못한 사람도, 모르는 사람도 없을 것이다. 그러나 이 방법을 일상에서 마음먹은 대로 실천하는 사람은 생각보다 많지 않다. 방법은 간단하고 명확한데, 왜 이렇게 실천하기 어려운 것일까?

비만치료의 복병은 건강한 체중을 유지하는 과정에서도 나타난다. 치료 과정에서 배웠던 체중 조절 기술을 꾸준히 사용하며 에너지 섭취와 소비의 균형을 맞추고, 체중이 원래대로 돌아가지 않도록 유지하는 과정은 단기간에 체중을 감량하는 것보다 더 힘든 일로 여겨진다. 하지만 분명히 이를 끈기 있게 해내며 건강한 삶을 살아가는 사람들은 우리 주변에 분명히 있다. 그렇다면 어디에서 이런 차이가 생기는 것일까?

비만치료뿐만 아니라, 인간의 행동을 조절하고 변화시켜야 하는 모든 치료에서는 전통적으로 '행동주의 심리학'에서 착안한 행동요법을 사용하고 있다. 간단히 말하자면 행동에 영향을 미친 환경과 행동의 결과를 이해하고, 그에 따라 환경을 조절하고 건강한 대안 행동을 발견하며 식사와 활동 방식을 변화시키는 것이다. 실제로 비만치료에서 행동요법은 단기간에 체중 감량을 달성하도록 돕는 효과적인 수단으로 밝혀졌다. 문제는 이 효과가 말 그대로 단기간만 유지되고, 치료에서 배웠던 여러 요법들이 '습관'으로 남지는 못했다는 것이다. 한 연구에서 5년 후를 추적해보니 행동요법을 받은 비만환자 중 절반은 원래 체중으로 돌아왔다고 한다. 어떤 걸 놓치고 있는 것일까?

행동요법에서 '인지'행동요법으로

앞서 이야기한 이런 의문점을 불러일으키는 현상은 우리가 가진 체중 조절과 관련된 심리적 요소, 즉 우리의 인지(생각)에서 비롯된다. 우리는 주변의 상황(환경)을 우리의 인지를 통해 해석하고, 그 해석에 따라서 감정이 일어나거나 행동을 하는 등 반응을 하게 된다. 상황 자체가 우리에게 영향을 미치는 부분도 있지만, 우리의 변화를 어렵게 만드는 것은 상황 자체보다는 그 상황을 해석하는 우리의 생각이 더 큰 영향을 미치는 경우가 많다. 체중 감량과 체중 유지로 나누어 생각해보자.

체중 감량을 위해 적게 먹고 많이 움직이는 행동을 실천하려고 할 때, 머릿속에서 이 행동을 가로막는 생각(대개 "그런데", "하지만", "오늘은", "오늘까지만"

같은 말로 시작된다)이 스쳐 지나간다. 이 생각은 순식간에 나타났다 사라지므로, 의식적으로 관찰하는 방법을 배우기 전까지는 나도 모르게 반응하며 체중을 감량하는 행동을 포기하게 한다. 어렵게 행동요법으로 체중을 감량하고 유지하는 과정에서도 생각이 슬며시 끼어든다. 유지를 위한 노력을 느슨하게 만드는 생각("오늘만")에 휩쓸리며 실수를 하게 되고, 연이어 이 실수를 해석하는 생각(여기에는 "나는 ~해"라는 표현이 많이 등장한다)에 휩쓸리며 결과적으로는 체중 조절로부터 이탈하게 된다.

이 생각들은 얼핏 보기에는 정말로 진실 같고 내가 어떻게 할 수 없는 장애물처럼 느껴진다. 따라서 이 생각들로 인해 나타나는 체중 조절에서의 어려움 또한 내가 조절할 수 없는 거대한 장벽처럼 여겨진다.

그런데 만약 이런 생각들을 다룰 수 있다면 어떨까?

비만치료에서 인간의 생각과 행동을 함께 다루는 심리치료인 인지행동치료를 도입하게 된 계기가 바로 여기에 있다. 체중 감량을 효율적으로 실천하고, 감량한 체중을 장기적으로 유지하는 습관을 들이려면, 체중을 조절하는 '사고방식'이 반드시 필요하다는 결론에 도달한 것이다. 8교시에서는 비만치료의 대표적인 비약물치료인 인지행동요법을 살펴볼 것이다. 먼저 비만치료에서 인지행동요법의 주요 개입 목표가 되는 체중 조절을 가로막는 인지행동 장애물을 살펴보도록 하자.

체중 조절을 가로막는
인지행동 장애물

모든 행동 앞에는 선행자극이 있다

우리의 체중 조절을 어렵게 만드는 행동 앞에는 그러한 행동을 유발하는 수많은 선행자극이 놓여 있다. 과식을 하게 만들거나 움직이지 않고 앉아 있게 만드는 상황들을 생각해보자. 이러한 상황들은 크게 섭식자극과 비섭식자극으로 나누어 찾아볼 수 있다.

섭식자극은 우리 주변에 음식이 있는 상황을 일컫는다. 음식을 보는 것만으로도 우리의 생리적 반응(침이 고이는 등)은 증가하고 음식을 먹고 싶다는 욕구가 커진다. 특히 식이제한이나 식단 조절을 하고 있는 경우 이러한 반응은 크게 나타난다.

비섭식자극은 우리가 과식하게 하거나 움직이지 않고 앉아 있게 만드는 사건이나 기분 변화 등이 포함된다. 먼저 하루 중 어느 시간대인지, 어디에 있는지, 어떤 활동을 하고 있는지에 따라 이어지는 행동은 달라질 것이다. 퇴근하고 소파에 앉아 TV를 보고 있는 상황을 떠올려보면 쉽게 이해가 될 것이다. 운동에 실제적인 장애물이 되는 상황(비용, 장비, 트레이너 유무, 운동 장소와의 거리 등)도 비섭식자극에 해당된다. 마지막으로 화나 불안 같은 부정적인 감정 상태, 피로감과 근육통 같은 신체 증상 또한 우리의 행동에 영향을 미치게 된다. 이러한 비섭식자극은 어떤 사람에게는 체중 감량의 가장 큰 장벽이 되므로 치료 과정에서 치료자와 함께 꼼꼼히 찾아봐야 한다.

더불어 섭식자극과 비섭식자극이 반복적으로 연관되면 '학습' 반응이 일어난다. 이를 '고전적 조건화' 반응이라고 하는데, 과학 시간에 배웠던 파블로프의 개 실험과 동일한 현상이 우리에게도 일어날 수 있다. 실험에서 종소리를 들려주며 먹이를 주는 것을 반복하자 나중에는 종소리만 들려주어도 침을 흘리는 반응이 나타났던 것처럼, TV를 보며 식사를 하게 되면 나중에는 TV만 보아도 음식을 먹고 싶어지게 될 수도 있는 것이다. 이러한 연관성을 확인하는 것 또한 치료 초기에 치료자와 함께 해야 할 중요한 작업이다.

건강하지 않은 행동에도 얻게 되는 결과가 있다

행동에 따르는 결과를 살펴보는 것도 중요하다. 언뜻 보기에는 그 어떤 좋은 결과도 가져오는 것 같지 않은 행동도, 잘 찾아보면 우리를 만족시키는 무언가가 있다. 어떤 행동을 통해 즐겁거나 만족스러운 결과를 얻게 되면, 나중에 그 행동을 반복할 가능성이 커진다. 이를 '조작적 조건화'의 하나인 '강화'라고 부르며, 강화는 정적 강화와 부적 강화로 나누어서 살펴볼 수 있다.

정적 강화는 행동을 통해 우리가 무언가를 얻게 되는 것이다. 소파에 몸을 묻을 때 느끼는 푹신하고 안락한 느낌, 달콤한 간식을 먹었을 때 느끼는 즐거움을 떠올려보자. 이후에도 우리는 이런 만족스러운 느낌을 얻기 위해 소파에 앉거나 간식을 먹는 행동을 더 많이 반복하게 될 가능성이 크다.

부적 강화는 행동을 통해 우리가 불쾌한 상황에서 벗어나거나 부정적인 무언가를 줄이거나 없애게 되는 것이다. 매운 음식을 먹고 스트레스를 풀려고 하는 행동이나, 긴장이나 불안을 없애려 술을 마시거나 담배를 피우는 행동이 여기에 해당한다.

게다가 우리는 삶에서 보상으로 음식을 활용하는 일이 많다. 애정을 표현하거나 성취를 축하하는 방법으로 음식을 먹기도 하고, 친구들과 함께 맛있는 음식점을 방문하려 약속을 잡기도 하며, 딱히 더 할 일이 없을 때 그냥 먹기도 한다. 이러한 보상을 주는 원천을 음식이나 체중 조절을 방해하는 행동이 아닌, 삶을 더 즐겁고 건강하게 만드는 활동으로 채우고 만들어가는 것이 치료에서 중요한 부분이 된다.

비만환자가 주로 가지는 문제생각

우리는 우리 자신, 다른 사람, 그리고 세상 모든 것에 대해 끊임없이 생각하고 판단한다. 이러한 생각은 대개 순식간에 자동적으로 스쳐 지나가므로 '자동사고'라고 불린다. 식이와 운동에 관해서도 우리의 생각, 신념, 태도는 끊임없이 나타났다 사라진다. 이 중에서 어떤 생각은 우리의 감정과 행동에 부정적 영향을 미쳐 체중 감량을 방해하곤 한다. 비만치료에서 나타나는, 대표적으로 문제가 되는 생각의 종류는 다음과 같다.

첫 번째 문제생각은 '흑백논리'이다. 중간이 없는 상태를 만들어 좌절을 불러일으켜 시도 자체를 포기하게 만드는 생각이다.

'1시간 동안 운동하기로 했는데, 오늘은 바빠서 그 정도는 하지 못할 것 같으니 그냥 아예 하지 말아야지.'
'이미 과자 1봉지 먹었으니 망했어! 오늘은 그냥 마음대로 먹을 거야!'

앞의 예시 같이 정해진 식이나 운동 기준을 충족하지 못하면 전부 실패라고 생각하며 폭식이나 포기로 기울어지게 한다.

두 번째 문제생각은 '정당화'이다. 치료에 방해가 되는 행동을 정당화하려는 무수한 이유가 여기에 해당한다.

'남기면 아까우니까 깨끗이 먹어야지.'
'오늘은 특별한 날이니까 이런 것 좀 먹어 줘야지.'
'오늘은 너무 피곤하니까 운동 쉬어도 괜찮아.'

대표적인 정당화 생각의 예시이다.

세 번째 문제생각은 부정적인 예측과 자기비판이다. 체중을 감량하려는 시도가 실패할 것이라는 예측과 자신의 체중 감량 능력을 믿지 못하는 생각들이 주를 이룬다.

'나는 절대 살을 빼지 못할 거야.'
'나는 의지가 너무 약해…'

특히 부정적인 예측에 관한 생각은 현실적으로 건강한 목표와는 무관하게 자신이 기대했던 목표에 미치지 못한다고 느낄 때, 'OOkg 이상 빠지지 않으면 결국 의미가 없어!' 같은 생각으로 나타나기도 한다. 이러한 목표체중에 관한 비현실적인 생각은 특히 감량한 체중을 유지하는 과정에서 장애물로 작용한다.

비만치료에서 적용하는 인지행동요법은 이런 선행자극, 결과, 문제생각을 모두 다룬다. 또한 건강한 체중을 만들고 장기적으로 유지하게 돕는 방법도 배울 수 있을 것이다. 이를 통해 체중 조절이라는 도전은 우리가 예측할 수 없는 영역에서, 일상에서 예측하고 달성할 수 있는 영역으로 이동하게 된다. 단순한 신체적 외모 변화가 아닌 건강한 생활 방식을 만드는 여정으로 탈바꿈될 것이다.

비만환자를 위한
인지행동요법

인지행동요법의 특징

인지행동치료는 협력적인 치료 관계를 바탕으로 지금 이 순간에 초점을 맞추어 문제를 해결하는 치료이다. 치료자와 한 팀이 되어 나의 상황과 생각, 행동 등이 내가 겪고 있는 어려움에 미치는 영향에 대한 '공식'을 세우고, 그 공식에 따라 더욱 건강한 사고방식을 개발하고 다양한 행동기술을 배워 치료실 안팎에서 연습하는 과정이 곧 인지행동치료이다. 따라서 내가 치료에 얼마나 적극적으로 참여하는지가 매우 중요하며, 언젠가 치료가 끝난 이후에도 내가 나 자신의 치료자로서 건강한 상태를 장기적으로 유지하는 것이 인지행동치료의 궁극적인 치료 목표이다.

이러한 맥락에서 비만치료에 적용하는 인지행동요법은 '건강한' 체중 감량을 달성하고 유지하도록 돕고, 체중 조절에 도움이 되는 생활습관을 들이고, 안정적인 체중 조절 사고방식을 개발하는 것을 주요 목표로 삼는다. 체중을 감량하고 유지하는 데 필요한 장기적인 변화를 강조하고, 치료 목표가 '외모'가 아닌 '건강'이 되도록 관점을 바꾸며, 체중을 자기 자신이 예측하거나 조절할 수 없는 대상이 아닌 조절 가능한 대상이 될 수 있도록 도와주는 치료 기법인 것이다.

인지행동요법의 진행 방식과 구성

비만치료에서 인지행동요법은 체중 감량과 체중 유지라는 2단계로 진행된다. 첫 번째 단계에서는 치료가 16회 정도 진행되며, 약 6개월 동안 초기 8회는 1주일에 2번, 이후에는 2주일에 1번씩 치료를 받게 된다. 두 번째 단계는 한 달에 한 번씩 총 12회 진행되므로 약 1년 정도 걸린다. 기간을 모두 합치면 총 1년 6개월로, 치료 기간이 조금 부담스럽게 느껴질 수도 있다. 하지만 두고두고 건강한 체중을 유지하며 살아가는 데 투자하는 시간으로 본다면 오히려 짧은 기간일 수도 있다.

치료는 크게 준비과정과 6개의 실전과정으로 구성된다. 실전과정 중 과정 1~3은 전체 치료 기간 동안 지속적으로 진행된다. 과정 4는 감량 단계, 과정 6은 유지 단계에서 진행된다. 과정 5는 감량 단계를 마무리 지을 때부터 진행되어 유지 단계까지 적용한다.

인지행동요법 준비과정

인지행동요법을 시작하기 전 치료자와 함께 한두 차례 준비하는 시간을 보낸다. 이 시간에는 비만과 관련된 자신의 상태에 대해 이야기를 나누고,

인지행동요법 시간에 참여하는 방법을 배우며, 자신에게 가장 알맞은 진행하는 방법을 결정한다.

서로 처음 만나는 시간이기도 한 준비과정에서는 치료자와 신뢰를 쌓는 작업이 무엇보다 중요하다. 치료를 결심하게 된 이유, 기대하는 체중 감량 정도, 비만의 시작점이라 생각되는 사건, 비만 상태가 심해지거나 지속되어 온 기간 등 치료자가 물어보는 질문에 이야기하다 보면, 이때껏 혼자 감당해왔던 비만에 대한 마음의 부담이 덜어지는 것을 느낄 수 있을 것이다.

특히 지금까지 자신이 비만을 해결하기 위해 도전했던 모든 시도와 더불어 현재 일상 속 음식 섭취 패턴과 활동량을 솔직하게 이야기하는 것이 좋다. 물론 치료자라고 하더라도 처음 만난 사람에게 자신의 비만 이력을 꺼내는 것을 주저할 수도 있다. 하지만 있는 그대로 이야기하는 것이 나에게 가장 알맞은 치료 계획을 세우는 데 필수라는 것을 기억하자.

자신의 상태에 대한 이야기를 어느 정도 하고 나면, 비만에서의 인지행동요법 관련 정보를 전달받게 된다. 비만에 대한 일반적인 정보도 얻을 수 있고, 비만치료에서 인지행동요법의 목표, 방법, 기간 등에 대한 안내를 들을 수 있을 것이다. 안내에서 궁금한 부분과 치료 과정에서 석연치 않다고 느껴지는 부분, 자신에게 잘 맞지 않거나 해내기 어려울 것 같아 걱정되는 부분이 있다면, 질문을 통해 확실하게 해소하고 넘어가는 것이 좋다. 이러한 질문을 통해 인지행동요법을 시작할 마음과 환경의 준비가 되었는지 스스로 확인할 수 있다.

인지행동요법은 비만치료에서 효과적인 방법이다. 하지만 스스로가 시작할 준비가 되지 않는다면, 다른 치료 방법을 선택하거나 시작할 수 있는 시기를 조정하는 것 또한 현명한 방법이다. 인지행동요법을 시작할 준비가 되었다는 것을 다시 한번 확인하였다면, 치료 과정에 도움을 줄 수 있는 중요한 사람(가족, 파트너, 친구 등)을 치료에 참여시킬 가능성을 평가해본다. 식사와 활동 습관 변화에 긍정적인 영향을 줄 사람이 누구인지, 어떤 식으로 나에게 도움을 줄 수 있을지 떠올려보는 것도 치료의 효과를 높이는 데 도움이 될 것이다.

과정 1: 음식 섭취, 신체활동, 체중 모니터링하기

인지행동요법의 첫 번째 과정은 인지행동요법이 무엇인지 알고, 준비과정에서 다루었던 치료가 나아갈 방향과 목표를 복습하는 작업으로 시작한다. 이 시간을 통해 치료의 진행 흐름에 조금 더 익숙해지고, 자신의 상황이나 특성에 맞게 조절해가면서 좋은 시작점을 만들어갈 수 있을 것이다.

특히 치료를 감량과 유지라는 2단계로 나누어 진행하는 이유가 무엇인지 치료자와 함께 명확히 이해하는 시간이 필요하다. 준비과정에서 미처 꺼내지 못한 치료에 대해 궁금한 점이나 치료를 계속하게 될 때 마음에 걸리는 점에 대해 치료자와 터놓고 이야기하는 시간을 보내며 치료자와 팀워크를 만들어가는 시간으로도 활용할 수 있다. 아울러 이 시점부터 치료 종결까지 매 치료 시간은 비슷한 구조로 진행된다(자세한 내용은 뒤에 나오는 '인지행동요법 치료 시간 살펴보기' 참고). 인지행동요법 특유의 잘 짜인 치료 구조에 적응하고 나면 치료 시간을 더욱 안정되고 편안하게 느끼게 될 것이다.

첫 번째 과정에서 가장 자세히 배우는 주제는 에너지 균형과 식사 및 신체활동에 대한 실시간 모니터링이다. 에너지 균형이란 섭취하는 열량과 소비된 열량 사이의 균형으로, 자료를 통해 비만치료에서 필요한 에너지 균형 이론을 배우게 된다. 실시간 모니터링은 비만치료를 위한 인지행동요법의 핵심 과정으로, 치료 시간 사이에 자신이 음식에서 섭취한 열량 및 식사에 영향을 미친 모든 사건, 생각, 감정, 신체 감각, 그리고 기초대사량과 운동 등을 통해 소비한 열량을 실시간으로 기록하는 작업이다.

기존에 알려진 식사일지와 다르게 '실시간'으로 기록하는 작업이 어렵다고 느껴질 수 있지만, 실시간 기록을 통해 식이행동에 대한 통제력이 향상되어 실시간 모니터링을 더 잘 사용할수록 체중 감소량은 더 많아지게 될 것이다. 한편으로는 자신이 먹은 음식 전부를 기록하는 것이 부끄러워서 실제로 먹은 것보다 축소하여 기록하고 싶은 마음이 들 수도 있지만, 이 기록은 치료자와 자신만이 볼 수 있다. 치료자는 나의 행동을 비판하는 사람이 아니라, 내가 식사에 대한 통제력을 갖도록 도와주는 사람이라는 걸 기억하자.

이외에도 체중을 측정하고 기록하고 해석하는 방법, 치료 시간에 배운 주요 요점을 잘 갈무리하여 일상으로 가져가 과제를 실천하는 방법 또한 첫 번째 과정에서 함께 배우게 될 것이다.

과정 2: 식습관 바꾸기

두 번째 과정에서는 체중을 감량하는 식습관 전략을 배운다. 일주일에 0.5~1kg 정도 감량을 목표로, 실시간 모니터링 결과를 살펴보며 의학적 근거에 기반한 식단 계획을 세운다. 이 식단은 개인이 속해 있는 생활문화, 선호도 및 건강 상태에 따라 개별적으로 조정할 수 있다. 식단을 지속할 수 있는 여러 전략이 치료 회기에서 소개된다. 첫 번째 전략은 언제, 어디서, 무엇을 먹을지 미리 계획하는 것이다. 이는 통제력을 높이고 적은 양의 음식에 노출되는 환경에서 새로운 건강한 식습관을 만들 수 있는 좋은 방법이다. 뿐만 아니라 식단의 엄격함과 단조로움을 벗어날 수 있는 방법이기도 하다. 특히 '나도 모르게' 과식하거나 간식을 먹게 되는 사람에게 도움이 많이 되는 전략이며, 식이요법에 관한 편견(예를 들어 "하루 세끼를 다 먹으면 살이 더 찔 거야" "탄수화물을 먹으면 절대 살이 안 빠질 거야")을 해소하는 실험의 장이 되기도 한다.

두 번째 과정에서 배우는 인지행동요법의 특징적인 또 다른 식이 전략은 '의식적으로 먹는' 연습이다. 음식의 빛깔, 냄새, 식감을 한입 한입 천천히 즐기면서 먹는 연습을 하는 것이다. 이렇게 의식적으로 음식을 음미하면 먹는 행동 앞에 놓인 선행자극, 즉 음식을 먹는 환경이나 나의 기분 상태에 얽매이지 않고 식단 계획을 온전히 따라갈 수 있다. 처음에는 식단에 오롯이 집중하는 방식이 어색하고 신경 쓰이겠지만, 몇 주 동안 꾸준히 반복하면 체중을 감량하는 데 도움이 된다. 또한 유지하는 데도 많은 도움을 주는 나만의 자연스러운 습관이 될 것이다.

과정 3: 활동적인 생활 방식 만들기

세 번째 과정에서부터 신체활동을 늘리는 연습이 주를 이룬다. 그러나 등 떠밀리듯 무작정 운동을 시작'당하게' 되는 것이 아니다. 내가 가지고 있는 운동에 대한 동기를 이끌어내는 작업을 통해 자율적으로 활동을 늘리고 운동을 시작하도록 도움을 받게 된다. 자신의 현재 운동 능력 수준과 운동을 시작하는 데 장벽으로 느껴지는 것을 표현한다. 예를 들어 낮은 체력, 지루함, 신체 노출이나 다른 사람과의 비교에서 오는 불편감 등을 치료자에게 표현하고 공감을 얻는 것이다. 이렇게 운동에 대한 장단기 효과를 직접 평가해보면, 나의 장기적인 목표에 운동이 필요한지 스스로 결론을 내릴 수 있을 것이다.

활동을 계획하는 분야는 크게 2가지로 나뉜다. 첫 번째 분야는 일상의 생활습관을 능동적으로 만드는 것이다. 아침에 일어나서 잠자리에 들 때까지, 가능한 한 몸을 쓰는 방식으로 습관을 변경한다. 누워 있었다면 앉아 있고, 앉아 있었다면 서고, 서 있었다면 걷는 습관을 들이고, 걷는다면 걸음 수를 늘리기 시작한다. 또한 일상에서 쉽게 할 수 있는 설거지, 청소, 분리수거 등도 도전해볼 만한 방법이다. 리모컨 대신 청소기를 잡으면 어떤 변화가 일어날까? 활동량이 늘어나 체중 감량과 체중 유지에 도움이 될 뿐만 아니라, 청결하고 깨끗한 환경이 주는 긍정적인 느낌도 함께 얻게 된다. 몸을 쓰는 느낌이 주는 건강해지는 감각과 점점 더 깨끗해지는 공간을 바라볼 때 느끼는 시원한 느낌을 충분히 만끽해보면, 다음번에도 리모컨 대신 청소기를 잡을 가능성이 커질 것이다.

두 번째 분야는 운동요법이다. 5교시에서 자세히 다루었기 때문에 여기서는 간단히 언급만 하고 넘어가겠지만, 근력과 지구력을 기르고, 체지방 비율을 줄이고, 유연성과 민첩성을 기르려면 운동을 삶 속의 정규 멤버로 포함시켜야 한다는 것을 기억하자. 물론 꾸준히 운동하기를 습관으로 들이기란 쉽지 않다. 실제로 비만치료가 장기적으로 실패하는 주요 원인 중 하나가 조금만 움직여도 힘들다는 느낌과 운동 자체를 꺼리는 태도이다. 인지행동요법에서는 운동을 시작할 것인지 결정하는 순간부터 운동의 종류를 선택하는 순간, 운동을 실천하다 중단했을 때 운동을 다시 시작하는 동기를 불러일으키는 순간까지 치료자와 함께한다. 이렇게 하다 보면 나만의 운동 방법을 습관으로 들이는 실마리를 찾을 수 있을 것이다.

과정 4: 체중 감소를 가로막는 장애물 해결하기

네 번째 과정에서는 체중 감소를 어렵게 만드는 인지행동 장애물을 확인하고 다루는 시간으로, 인지행동요법의 특징이 잘 드러나는 시간이기도 하다. 이 과정까지 도달했다면 이미 상당한 분량의 모니터링 일지가 쌓였을 것이다. 치료자와 함께 모니터링 일지를 살펴보면 계획대로 잘 풀리는 날의 패턴과 계획대로 실천하기 힘들었던 날의 패턴을 찾아낼 수 있다. 그런 다음 실천이 힘들었던 날의 패턴 속에서 드러나는 장애물들을 앞서 살펴보았던 것처럼 '선행자극', '문제생각', '결과'로 분류해본다.

이렇게 나만의 문제 '공식'을 만들고 나면 내가 가진 치료의 장애물들을 더욱 객관적으로 바라볼 수 있을 것이다. 뿐만 아니라 실천하기 힘들었던 이유가 단순한 의지력 부족이 아닌 여러 요소가 상호작용을 하며 일어나게 된 현상이었다는 걸 깨닫게 된다. 그리고 치료자와 상의해서 가장 먼저 핵심적으로 해결해야 할 요소를 확인해, 나의 의지를 발휘하여 문제를 해결할 기회를 마련할 수도 있다.

'선행자극'과 관련된 요소는 크게 환경(외부자극)과 내면에서 일어나는 감정과 충동(내부자극)으로 나누어서 접근하게 된다. 현대인 대부분은 과식을 조장하거나 신체를 최소한으로 움직이는 환경 한가운데에 놓여 있다. 치료자가 제시한 목록을 검토하여 자신에게 도움이 되지 않는 환경 자극을 발견한 다음, 해당 환경을 대체하는 방법을 최대한 많이 연구하고 생각해 최상의 방법을 선택하고 연습한다. 대체 방법이 습관이 되기 전까지는 알람이나 메모 같은 보조 도구를 활용하는 것이 도움이 된다.

한편 충동과 감정 같은 내부 자극은 외부 자극보다 훨씬 더 갑작스럽고 예측할 수 없으므로, 무엇보다 이를 실시간으로 관찰하는 능력을 키우는 것이 중요하다. 그런 다음 감정과 충동을 대처하는 방법이 담긴 자신만의 카드나 기록을 가지고 다니며 충동·감정을 인식했을 때 즉시 사용하는 연습을 하게 된다.

'문제생각'도 실시간으로 인식하는 것이 가장 중요하다. 처음에는 찾아내기 어려우므로, 모니터링 일지에서 실천하기 힘들었던 날을 치료자와 함께 검토하며 당시에 일어났던 문제생각이 무엇이었는지 추적하는 연습부터 시작한다. 이후에는 일상에서도 치료자가 나에게 질문했던 것처럼 스스로 질문을 던지며 나의 마음을 스쳐가는 생각을 발견하고, 그 생각이 나에게 부추기는 행동(비만과 관련된 원래 습관일 가능성이 크다)이 무엇인지 확인한 다음, 그 행동 대신 건강한 행동을 실천하는 것을 목표로 삼는다.

때로는 문제생각이 치료 시간에 '변명' 또는 '합리화'로 나타날 수도 있다. 우리의 생각은 식단을 지키지 못할 이유와 운동을 하지 않을 이유를 매우 순식간에 교묘하게 만들어낸다. 이때 치료자는 이러한 합리화를 지지하지 않을 근거, 여기에 대한 대안적인 생각, 그리고 문제 해결 방법을 찾도록 도와주는 길잡이 역할을 해줄 것이다.

'결과'는 음식이 결과적으로 보상이 되었던 상황을 탐색하는 것으로 시작한다. 물론 음식은 우리 삶에서 만족을 가져다주는 중요한 원천이다. 하지만 세상에는 음식 외에도 우리에게 즐거움과 만족감, 나아가 보람과 성취감을 안겨주는 활동이 넘쳐난다. 만약 음식 말고는 이러한 좋은(보상) 경험을 가져오는 활동이 부족하다고 여겨진다면, 현재 삶에서 보상을 주는 활동을 발견하는 작업과 함께 새로운 보상 활동을 시도하고 확장하는 작업을 치료 시간에 진행하게 된다. 음악 감상이나 여행 같은 좋아하는 활동, 자신을 인정하고 친절하게 돌보는 문구, 치료의 성취를 비롯한 긍정적인 미래에 대한 생각 등을 보상 활동으로 고려해볼 수 있을 것이다.

이렇게 네 번째 과정까지 오는 동안, 치료에 참여하는 사람 대부분은 한 번쯤 실수하거나 좌절을 경험하게 된다. 이는 지극히 자연스러운 치료 경험 중 하나이다. 이때 가장 중요한 치료 목표는 최대한 빨리 제자리로 돌아오는 것이다. 단 한 번의 좌절로 모든 것이 '망했다'고 생각하며 치료를 중단하려는 사람도 분명 있을 것이다. 만약 혹시라도 자신에게 그런 충동이 일어난다면, 그때가 인지행동치료자가 진정으로 도와줄 시기라는 것을 기억하고, 예정된 다음 치료 시간에 치료자를 만나러 가길 바란다. '생각만큼 망하지는 않았다'는 작은 희망을 발견하는 시간이 될 것이다.

과정 5: 감량된 체중에 대한 불만족스러움 해소하기

다섯 번째 과정은 체중 감량 단계를 마무리하는 4~5개월째부터 시작된다. 감량한 체중에 대한 불만족스러움이 체중 유지를 비롯한 장기적인 치료 성과에 부정적인 영향을 주기 때문이다. 이 시기에 자신이 감량한 체중이 불만족스럽다면, 먼저 목표했던 체중 감소율에 도달하였는지를 확인하자. 그다음 체중 감소율이 목표보다 낮다면 체중 감량 자체에 대한 장애물을 확인하고 해결하는 네 번째 과정을 반복해 진행한다. 만약 목표했던 감소율에 도달했는데도 불만족스럽거나 체중 유지 단계(치료 6개월 이후)에 접어든 이후에 감량에 대해 불만족스럽다면, 먼저 치료자와 그 이유를 탐색해봐야 한다. 이때 발견되는 이유는 크게 3가지이다. 비현실적인 목표체중을 가지고 있는 경우, 체중 감량의 1차 목표가 역기능적인 경우, 부정적인 신체상(신체 이미지)을 가지고 있는 경우이다(이유가 겹칠 수도 있다).

첫째, 체중 감량 목표가 비현실적인 경우를 보자. 보통 합리적이고 건강한 체중 감량 목표에 만족할 수 있도록 균형 잡힌 마음 상태를 갖추는 것을 목표로 치료 작업을 하게 된다. 특히 예전에 단기간에 체중을 과도하게 감량한 다음 유지하지 못했다면, 이번에는 다른 방식(건강하고 합리적인 목표 설정)을 시도해 장기적으로 감량 상태를 유지할 수 있다는 걸 깨닫는 순간이 찾아온다. 또한 현재 감량한 체중으로 얻은 장점을 인정하는 과정을 통해 불만족스러움을 어느 정도 해소하고 현실적인 유지 체중으로 목표를 조정하기도 한다.

그다음 체중 감량의 1차 목표가 역기능적인 경우를 보자. 체중을 감량하려는 이유(건강해지기, 외모 가꾸기, 대인관계 개선하기, 자신감 키우기 등)가 충족되지 못했다고 여기는 경우는 2가지로 나누어 살펴볼 수 있다. 첫 번째는 실제로는 어느 정도 달성했으나 이를 인식하지 못하고 있는 경우로, 치료자와 함께 살펴보면서 해소되기도 한다. 두 번째는 체중 감량이 1차 목표에 대한 유일한 해결책이 아니어서 다른 전략이 필요한 경우이다. 특히 외모나 자신감 같은 주관적인 목표 달성을 위해서는 체중 감량 이외에도, 지금 이 순간 시도할 수 있는 다른 수단이 있다는 것을 치료자와 함께 이해하고 발견하는 시간이 필요하다.

마지막으로 자신의 신체상을 부정적으로 바라보며 만족하지 못하는 경우이다. 안타깝게도 현대사회에서는 매우 흔한 사례다. 많은 사람들이 이를 이유로 체중을 감량하려 한다. 비만치료 연구에서 신체상이 긍정적으로 변화하는 현상은 놀랍게도 감량한 체중의 양적인 크기가 아닌, 심리적 고통이 줄어든 정도와 관련을 나타냈다.

그러므로 비만치료에서 체형과 체중에 대한 부정적인 감정을 비롯해, 비만으로 겪은 사회적 편견으로 인해 힘겨웠던 상황에 대해 치료자와 이야기하는 시간을 먼저 가져야 한다. 부정적인 신체상을 다루는 것은 어려운 작업이긴 하지만, 이를 다루는 데 도움이 되는 전략과 방법이 있다는 것을 이해하고, 자신의 부정적인 신체상을 만들고 유지하는 '공식'을 만들어보면 큰 도움을 받을 수 있을 것이다.

이 과정에서 인지행동요법의 목표는 '나의 몸을 사랑하는' 것이 아니다. 자신의 가치를 단지 이상적인 신체상만을 잣대로 가혹하게 깎아내리지 않고, 자기 자신을 평가할 때 체형과 체중에 두었던 과도한 비중을 조금씩 줄여나가는 것이다. 이처럼 합리적이고 건강한 체중을 수용하는 과정은 장기간 건강체중을 유지하는 데 도움이 된다. 궁극적으로는 자기 자신을 있는 그대로 수용하게 되는 결과를 선물하기도 한다.

과정 6: 체중 유지를 어렵게 만드는 장애물 해결하기

여섯 번째 과정은 제목에서 짐작할 수 있듯이, 두 번째 체중 유지 단계에서 1년에 걸쳐 진행한다. 체중 감량보다 체중 유지가 어렵다는 것은 누구나 잘 아는 사실이다. 인지행동요법에서도 체중 유지를 달성하기 위해 충분한 기간을 할애해 다양한 기법을 적용한다. 이번에도 체중 감량으로 일어난 긍정적인 변화를 돌아보며 인정하는 시간을 보내며, 체중 유지에 대한 동기를 다시 한번 불러일으킨다. 아울러 체중 유지가 감량보다 어려운 이유를 치료자와 확인하는 시간을 갖는다. 특히 재발은 식사와 활동에서 나타나는 미묘하고 사소한 변화에서 시작하므로, 초기 징후에 주의를 기울이고 빠르게 대응하는 것이 중요함을 이해해야 한다. 그런 다음 체중을 유지하는 여러 가지 기법을 하나씩 배워가게 된다.

장기적으로 체중을 유지하려면 정기적으로 체중을 측정해야 한다. 체중 측정을 중단하면 대부분 원래 체중으로 돌아갈 뿐만 아니라, 재발에 대한 초기 징후를 확인하는 데도 도움이 되지 않기 때문이다. 만약 체중이 유지 범위를 벗어났다면 치료자와 함께 준비해둔 실행 계획을 즉시 행동에 옮겨야 한다. 아울러 체중이 증가하는 추세를 보인다면 생리적인 체중 변동인지 확인하고, 4주 이상 체중 증가 경향이 나타나면 '비상' 계획을 실행해야 한다. 체중 감량 단계에서 실천하던 식습관과 신체활동 습관 또한 체중 유지를 위한 에너지 균형에 맞추어 꾸준히 이어가야 한다.

체중 유지 과정 중 체중을 유지하는 '마음가짐'이 특히 중요하다. 체중을 유지해야 하는 이유를 주요 삶의 영역(건강, 심리적 안녕감, 대인관계, 일)에 따라 작성하여 틈틈이 상기하는 것이 도움이 된다. 아울러 체중 감량 단계에서 배웠던 인지 기술, 즉 식단 계획하기, 의식적으로 먹기, 문제생각 해결하기 등을 연습하며 습관으로 굳히는 것 또한 중요하다. 한편 이러한 유지 과정을 중단하게 만드는 문제생각(예를 들어 '체중이 좀 늘어난 것 같은데… 몸무게는 재고 싶지 않다…', '어제 좀 먹긴 했는데… 에이, 몰라, 어떻게든 해결되겠지!')과 과도한 자신감(예를 들어 '이젠 살찌지 않고 내가 먹고 싶은 대로 먹을 수 있어!') 등도 유지 단계에서 치료자와 다뤄야 할 중요한 부분이다.

체중 유지 단계가 후반부로 갈수록 치료자보다는 자기 자신이 독립적으로 문제를 해결하는 방법을 배우게 된다. 앞서 이야기했던 인지행동요법의 최종 목표인 '자기 자신의 치료자'로 살아갈 준비를 하는 것이다. 실시간 모니터링을 단계적으로 중단하고, 유지 단계가 끝난 다음 체중 감량 단계를 다시 시작할 것인지를 결정하고, 치료가 끝난 이후에도 체중을 유지하는 계획서를 만드는 작업을 통해 치료 종결을 준비한다.

끝으로 자신이 해온 성취를 치료자와 함께 축하하며, 최소 1년 동안 3개월 간격으로 검토 회기를 가지기로 기약하며 치료를 마무리하게 된다.

인지행동요법 치료 시간 살펴보기

인지행동요법 치료 시간은 고유한 목적을 가진 순서에 맞추어 진행된다. 치료에 참여하다 보면 행동변화 과정에서 필연적으로 따라오는 혼란스러움이 줄어들며 편안하고 안전하다고 느끼게 될 것이다. 치료 1회당 약 45분 정도 진행되는데, 첫 번째 시간은 치료 방식에 대해 배우는 내용이 추가로 포함되므로 약 90분 정도로 진행된다. 치료 구조는 각각 고유한 목표를 가진 5가지 부분으로 나누어볼 수 있다.

치료실에 도착하면 가장 먼저 치료진과 함께 체중을 측정한다. 체중을 확인하고 체중 변화를 의학적 근거에 따라 올바르게 해석하는 데 반드시 필요한 과정이다. 그런 다음 지난 치료에 다녀간 이후 자신의 상태를 모니터링한 결과와 식사 및 활동에 관한 과제에 대해 검토하는 시간을 가진다. 모니터링이 실시간으로 잘 진행되었는지, 진행하기 어려웠다면 어떤 어려움이 있었는지, 모니터링 내용(에너지 계산 등)이 정확한지, 모니터링을 통해 무엇을 배울 수 있었는지를 치료자와 논의한다.

검토를 마치면 앞서 살펴보았던 과정 1~6 중에서 오늘 치료 시간에 다룰 주제를 치료자와 함께 상의하여 결정한다. 정해진 치료 시간 내에 다룰 수 있도록 주제를 구체화하는 데 치료자가 도움을 줄 것이다. 주제가 정해지고 나면, 이를 다루기 위해 필요한 인지와 행동기술을 치료자에게 배우고, 직접 연습해보기도 하며, 다음 한 주 동안 기술을 습관으로 만들 수 있는 과제가 무엇일지 치료자와 토론한다.

치료 막바지에는 오늘 다룬 내용을 요약해보고, 과제를 확정하고, 오늘의 치료 시간에 대한 피드백을 치료자와 주고받는다. 오늘 치료 시간이 전반적으로 어떻게 느껴졌는지, 치료에서 좋았던 점과 아쉬웠던 점은 무엇인지, 치료자가 나를 이해하지 못했다고 느낀 부분이 있었는지에 대해 이야기한다. 다음 치료 시간이 나에게 더 맞추어 진행될 수 있도록 치료자에게 정보를 주는 시간인 것이다. 이렇게 피드백 주고받기가 끝나면, 다음 치료 약속을 잡고 마무리한다.

어떤 치료자를 만나야 할까?

인지행동요법은 치료자와 한 팀이 되어 협력해 진행하는 작업이다. 그러므로 치료자를 마주했을 때 안전하고 편안하다고 느껴지는지 살펴보는 것이 무엇보다 중요하다. 또한 내가 겪은 비만에 관한 경험이나 마음 상태를 이야기할 때 충분히 이해받고 공감받는다고 느끼는지도 확인해보면 좋다. 비만에 관한 의학적 지식과 치료 내용을 이해하기 쉽게 설명해주고, 나의 환경과 심리 반응을 잘 설명해주는 나만의 비만 '공식'을 만드는 데 능숙한 치료자라면 많은 도움을 받을 수 있을 것이다. 나의 변화에 진심으로 함께 기뻐해주면서도, 치료와 관련된 어려움을 맞닥뜨렸을 때는 따뜻하지만 단호한 태도로 내가 궤도에서 이탈하지 않도록 경계를 지어주려 노력하는지도 살펴보도록 하자. 더불어 비만으로 인해 생길 수 있는 의학적 합병증을 함께 해결할 수 있고, 약물요법 등 다른 치료 선택지를 함께 진행할 수 있거나, 최소한 적절한 시기에 다른 전문가에게 의뢰해줄 수 있는 치료자인지도 확인해보자. 그렇게 한다면 효과적인 치료를 받는 데 도움이 될 것이다.

쉬어가기: 질문과 답변

파트 1과 2에서 체계적으로 관련 정보를 제공하려고 했지만, 그래도 수많은 궁금증이 있을 것이다. '이런 걸 질문해도 될까' 같은 생각이 들 수도 있을 것이다. 이번 쉬어가기 장에서는 비만환자들을 대하면서 수없이 받아왔던 질문과 답변을 정리한 것이다. 다이어트로 인한 탈모, 현기증, '급찐살'로 인한 고민, 유지를 어떻게 할 것인지에 대한 고민, 나이로 인한 어려움 등을 정리했다.

Q) 다이어트하며 탈모가 왔어요. 먹는 양을 늘려야 할까요? 다시 잘 먹으면 해결이 될까요?

과도한 다이어트는 단백질 부족을 초래합니다. 하루 1,000kcal 이하를 섭취하는 초저칼로리 다이어트로 급속하게 체중 감량을 한 경우 탈모가 발생할 수 있습니다. 다이어트 중에 발생되는 탈모는 대부분 영양부족입니다. 모발과 관련된 영양소로는 단백질, 비타민B, 아연, 구리, 철분, 셀레늄 등이 있습니다. 이것들은 따로 복용할 필요 없이 단백질이 풍부한 식품에 나머지 영양소들이 함께 들어 있습니다. 따라서 다이어트를 하면서 탈모가 왔다면 가장 먼저 단백질 섭취량을 체크해보고, 적절한 단백질 섭취와 함께 운동요법을 병행하는 것을 권장드립니다. 단백질은 계란, 육류, 해산물, 치즈, 콩류 등에 많이 있습니다.

스트레스도 탈모의 원인이므로, 스트레스를 줄이고 충분한 수면과 규칙적인 생활을 유지하는 것도 도움이 될 수 있습니다.

Q) 요즘 다이어트하고 있는데 평소보다 덜 먹고 운동도 많이 하거든요. 그런데 누워 있거나 앉았다 일어나면 앞이 깜깜해집니다. 건강에 문제가 생긴 건가요? 다이어트를 중단해야 할까요?

갑자기 자세를 구부리거나 일어설 때 수초간 앞이 깜깜해지면서 어지러운 기립성 저혈압 증세는 다이어트 도중 자주 나타나는 현상입니다. 이때 무리하게 급히 일어서다가 넘어지며 큰 사고로 이어질 수 있으므로 누웠다가 천천히 앉고, 이후에 벽이나 기댈 곳에 몸을 의지하며 가급적 천천히 일어서는 것이 좋습니다. 또한 물을 충분히 섭취하고 과일과 채소로 비타민을 충분히 섭취하도록 하세요. 한편 염분을 지나치게 적게 섭취할 경우에도 어지러운 증상이 나타날 수 있습니다. 따라서 이 경우 너무 싱겁게 먹는 것을 피하는 것도 도움이 될 수 있습니다. 원래 빈혈이 있는 사람이라면 다이어트로 인해 어지러움이 더 심해질 수 있으므로, 철분이 풍부한 간이나 시금치, 계란 노른자 등을 섭취하고 필요한 경우 빈혈약을 복용하는 것이 좋습니다. 철분 흡수를 위해서는 칼슘의 섭취를 늘리는 것도 방법입니다.

Q) 20대 여성입니다. 먹는 양에 큰 차이는 없는데 3개월 동안 6kg이 증가했어요. 제가 생리불순도 있고 몸도 자주 부어서 걱정입니다. 살이 찌는 증상으로도 병원에 가야 할까요? 가면 어떤 치료를 받게 되나요?

체중이 증가하는 것에는 여러 요인이 관여합니다. 식사습관 및 음식 종류, 수면 패턴, 심리적 요인 등 일상생활과 연관된 요인이 있을 수 있습니다.

또 내분비적 질환이나 산부인과적 질환과 같은 호르몬 요인들도 있을 수 있습니다.

식사습관을 살펴보자면 짧은 시간 동안 빠르게 먹는 습관으로 인해 이전에 비해 과식하게 되는 경향성이 있는지 체크해보세요. 생활이 이전보다 바빠지면서 이전에 비해 더 빠르게 먹는 경향이 나타나고 있을 수 있습니다. 생활 패턴의 변화로 전반적으로 저녁식사 시간이 늦어지거나 늦은 밤 퇴근하게 되면서 야식의 빈도가 늘어나고 있는 것은 아닌지 체크해보세요.

또한 음식 종류의 변화를 체크해보세요. 흔히 말하는 고열량 음식, 패스트푸드와 같은 간편식은 설탕, 치즈, 지방의 함량이 높아서 같은 양을 먹는 것 같아도 열량이 더 높을 수 있습니다. 수면 패턴의 변화도 체크해보세요. 최근에 일이나 생활습관의 변화로 인해 점점 더 늦게 자게 되거나 수면 시간이 줄어들고 있는지 체크해보세요. 수면 시간이 6시간보다 적어지면 체중 증가의 경향이 생깁니다.

심리적으로 스트레스를 많이 받고 있는지 체크해보세요. 가정 혹은 학교나 직장에서의 스트레스가 장기간 지속되면서 이를 해소하기 위해 자신도 모르게 고열량 음식, 위안을 주는 음식을 먹고 있는 것은 아닌지요? 스트레스 역시 코티솔의 분비를 증가시키며 근육 감소 및 지방 증가, 중심부 비만을 유발하는 요인으로 작용합니다.

이런 생활습관의 변화와 함께 신체질환 여부도 검사할 필요가 있습니다. 호르몬의 영향으로 체중이 증가하는 대표적인 질환에는 갑상선 호르몬 질환, 쿠싱증후군, 다낭성난소증후군 등이 있습니다. 갑상선기능저하증은 체중 증가뿐 아니라 피로감, 무기력, 체온 조절의 어려움, 부종 등의 증상을 동반합니다. 쿠싱증후군은 부신피질 호르몬이 과다하게 분비되면서 복부, 목 뒷부분 등의 지방이 증가하고 팔다리의 근육이 빠지는 전형적인 체형의 변화를 일으킵니다. 다낭성난소증후군은 체중 증가, 비만 등과 함께 월경의 지연이나 부정출혈, 다모증과 같은 산부인과적 증상을 동반합니다.

앞에서 언급한 증상의 원인을 알아내기 위해서 식사일지를 작성하고, 생활습관 변화를 꼼꼼히 기록해보시는 것을 추천드립니다. 마치 가계부를 적듯이 하루하루 자신의 식사와 생활에 대해 기록하세요. 식사나 음식물 섭취의 시간, 대략적인 양, 음식을 먹는 당시의 기분이나 상황, 수면에 들어가는 시간, 기상 시간, 걷는 양 등을 기록하면서 최근 자신의 생활 패턴을 체크해보면 어떤 요인이 영향을 미치는지 알 수 있게 됩니다. 요즘은 스마트폰 기본 어플로도 자신의 수면, 활동량 등을 체크할 수 있고 신용카드 사용내역을 통해 먹는 것에 대해서도 파악할 수 있으니 너무 어렵게 생각하지 마세요.

병원에 방문하셔서 검사를 통해 체중 증가의 원인을 알아보세요. 앞에서 언급한 호르몬 요인은 각 원인에 따라 치료법도 각각 다를 것입니다. 호르몬 요인이 크다면 그에 따르는 치료를 하면 체중 증가뿐 아니라 다른 증상들도 함께 호전될 것으로 보입니다.

Q) 제가 몇 달째 계속 다이어트 중인데, 식단관리와 운동을 하고 6시 이후 금식으로 계속 버티고 있습니다. 목표 몸무게가 되어 다이어트를 성공해도 6시 이후가 되면 밥을 안 먹고 살 찔 걱정만 하고 야식도 두려워합니다. 계속 이러면서 예전처럼 못 돌아가고 살 것 같은데, 어떡해야 이런 걱정 없이 다이어트를 잘 끝맺을 수 있을까요? 이러다가 할머니가 되어서도 식단

관리만 해야 할 것 같아 무서워요.

비만은 완치가 없는 만성적 질환입니다. 대부분 비만치료로는 비만세포의 수 자체는 변화시킬 수 없기 때문에 호전과 악화를 반복하는 만성질환으로 생각해야 합니다. 마치 당뇨나 고혈압과 비슷하다고 보면 됩니다. 실제 연구결과에 따르면 비만치료와 생활습관 변화를 통해 초기 1년에 체중을 감량했다고 해도 4년 뒤면 그 감량한 체중의 70%는 다시 증가한다고 합니다. 신체는 원래의 상태로 돌아가려고 하는 강한 관성을 보이는데, 이는 비만이 생물학적 요인이 강하다는 증거입니다. 하지만 시간이 지나 체중이 증가한다고 해서 비만에 대해 관리할 필요가 없어지는 것은 전혀 아닙니다. 비만환자 중 반 이상에게 당뇨, 고혈압, 이상지질혈증, 수면무호흡 등 여러 가지 동반질환이 있으며 이는 부정적 영향을 미쳐 건강 수명과 삶의 질을 저해하는 요인이 됩니다.

이런 만성질환에서 가장 중요한 것은 꾸준한 치료와 생활습관 개선입니다. 건강한 식사습관과 생활습관을 꾸준히 유지하는 것은 마라톤과 같은 일이어서, 단거리 달리기처럼 오랫동안 지속하지 못할 생활 패턴을 고수해서는 유지하기가 어렵습니다. 자신의 생활습관과 패턴을 잘 파악하고 꾸준히 유지할 수 있는 부분과 현실적으로 유지할 수 없는 부분을 구별해야 합니다. 또한 극단적인 식단 조절은 단기간 체중 감소를 이뤄낼 수 있을지 몰라도, 결국에는 폭식과 신체 대사의 변화를 불러와 더 심한 요요현상과 식이장애를 불러올 수 있습니다. 꾸준한 생활습관의 변화를 위해서 자신의 주치의를 정하고 주기적인 병원 방문과 상담을 통해 변화에 대한 동기를 향상시키고, 자신의 생활습관을 점검하며 미흡한 점을 보완하려고 노력한다면 건강을 지속적으로 유지할 수 있습니다.

Q) 50대 여성입니다. 갱년기에 체중 증가가 고민이에요. 먹는 걸 줄여도 살이 안 빠져요. 다이어트를 시작하면서 식단관리를 철저하게 하고 있는데, 같이 하는 딸은 빠지는 게 보이지만 저는 덜 먹는데 살이 안 빠져요. 나이 들면 살도 안 빠진다는데 방법이 없을까요?

폐경기는 체중 증가의 위험도가 높아지는 시기입니다. 나이가 듦에 따라 근육량이 줄어드는 것이 살이 찌는 것과 영향이 있습니다. 기초대사량은 우리 몸의 기본적인 신진대사에 사용되는, 즉 우리가 가만히 있어도 소모가 되는 에너지인데 근육량이 많을수록 높아집니다. 그러므로 젊을 때 비해 더욱 적은 음식 섭취에도 체중이 증가하기 쉽습니다. 폐경기에 나타나는 성호르몬의 변화는 전체적인 체중 증가보다는 지방의 분포에 영향을 주어, 특히 복부지방이 증가하기 쉽습니다. 이 시기의 체중 증가는 생활습관의 변화에도 영향을 줍니다. 활동량이 줄고 주로 앉거나 누워서 보내는 등 생활이 단조로워지며, 수면과 식사를 불규칙하게 하는 것도 영향을 줄수 있습니다. 중년기에 나타날 수 있는 신체 및 정신 질환과 그에 대한 약물도 체중 증가에 영향을 줄 수 있습니다.

중년기의 비만은 대사증후군 등 여러 신체질환의 위험성을 높일 수 있어 적극적으로 조절하는 것이 필요합니다. 앞에서 언급한 변화로 더욱 불리하다고 하더라도, 여러 연구결과를 보면 음식 조절과 운동은 폐경기 체중 조절에 효과적임을 알 수 있습니다.

특히 운동은 근육량 유지를 통한 기초대사량 유지에도 도움을 주어 이시기에 특히 중요합니다. 운동은 일주일에 최소 3번은 해야 하며, 가능하다면 거의 매일 하는 것으로 늘려나가야 합니다. 유산소운동뿐만 아니라 근육량 유지를 위한 근력운동도 포함해야 합니다. 대근육을 포함하는 운동 프로그램을 주에 2~3회 시행합니다. 운동 강도는 최대심박수 40% 정도로 시작하여 점차 올릴 수 있습니다. 하루 1만 보 걷기가 체중 감소에 도움이 될 수 있으며, 만보계 사용도 좋습니다. 운동을 하루에 한 번 몰아서 하면 가장 좋겠지만 시간이나 상황상 어렵다면 조금씩 나누어서 하고, 생활할 때도 보다 활동적으로 움직이는 습관을 갖는 것이 도움이 됩니다.

식단관리는 단순히 칼로리를 제한하는 것이 아니라 양질의 음식을 골고루 섭취하는 것이 중요합니다. 비만의 경우 칼로리는 하루 1,200~1,500kcal 정도로 제한하여 일주일에 약 0.5kg씩 체중이 빠지도록 조절합니다. 식이섬유가 풍부한 야채와 과일을 섭취하고, 곡물은 가급적 통곡물을 선택합니다. 생선을 일주일에 2번 정도는 먹고, 고기, 두부, 계란과 같은 단백질을 잘 섭취하되 총 칼로리의 50%는 넘지 않도록 합니다. 콜레스테롤과 포화지방, 트랜스지방, 소금의 섭취는 과하지 않도록 신경 쓰는 것이 좋습니다.

과체중이거나 비만인데 이러한 노력으로 체중이 감소하지 않는다면, 체중에 영향을 주는 신체질환이나 약물 복용이 있을 수 있으므로 의사와 상의합니다.

Q) 고도비만인 30대 여성입니다. 고도비만의 경우 임신이 어렵거나 태아에게 무리가 될 수 있다고 많이 들었는데요. 다이어트 후에 임신을 시도하면 여러모로 더 좋지 않을까 생각해서요. 살을 빼고 임신을 시도하는 게 맞겠죠?

비만은 임신 가능성을 낮추며, 임산부와 태아 모두에게 건강 문제를 유발할 수 있습니다. 임산부의 비만은 임신성 고혈압과 임신중독증이라고도 하는 자간전증, 임신성 당뇨의 위험성을 높입니다. 이러한 질환은 산모에게 심각한 합병증을 유발할 수도 있으며, 태아에게도 성장지연이나 거대아와 같은 성장문제를 일으키고, 출생 후 대사질환의 위험성 등을 높일 수 있습니다. 임산부의 비만은 태아의 신경관결손과 같은 기형의 위험성을 높이며, 조산이나 사산, 유도분만과 제왕절개의 위험성을 높입니다. 비만으로 인한 복부의 지방이 산전진찰의 정확도에 영향을 주어서, 태아의 문제를 미리 발견할 기회를 놓칠 수도 있습니다.

그러므로 임신 전에 살을 빼는 것이 가장 좋습니다. 식이 조절과 신체 활동 증가가 도움이 됩니다. 임신을 준비 중이라면 건강 상태의 유지도 중요하므로 무분별한 칼로리 제한과 원푸드 다이어트는 피하는 것이 좋습니다. 양질의 음식을 골고루 섭취하고, 임신 전 엽산 등 필요한 영양소를 복용하는 것도 좋습니다. 고칼로리·고지방 식품을 피하고, 정제된 탄수화물보다는 통곡물을 섭취합니다. 하루 1시간 정도의 빨리 걷기, 30분 정도의 조깅이나 수영 같은 운동을 합니다. 운동이 익숙해지면 강도와 빈도를 점차 늘리면 더 좋습니다.

빨리 체중을 줄이고 싶은 조급한 마음에 약물의 사용을 고려할 수도 있겠으나, 태아에 미칠 수 있는 영향을 고려하여 임신 가능성이 있거나 준비하는 시기에는 특히 피해야 합니다. 비만 수술을 하게 된다면 수술 후 1~2년은 임신을 피해야 합니다.

만약 비만인 채로 임신하였다고 하더라도, 대부분은 건강한 임신과 출산을 할 수 있습니다. 그러므로 임신 중에라도 적절한 운동과 건강한 식이 습관을 지키는 것이 중요합니다. 다른 합병증 없이 건강하다면 저강도에서 중강도의 운동을 일주일 기준으로 150분 정도 하는 것이 도움이 됩니다.

미국의 가이드라인에 따르면 비만인 산모의 경우 적절한 임신 중 체중 증가는 5~9kg으로 권장하고 있습니다. 개인에 따라 임신에 대한 다양한 상황과 문제를 경험할 수 있으므로, 운동과 식습관, 체중 증가 문제 등에 대해 담당 산부인과 의사와 상담하는 것이 중요합니다.

Q) 소아비만, 꼭 치료해야 하나요? 나중엔 키로 가는 거 아닌가요? 8살 아들이 120cm에 45kg로 소아비만이라고 하는데, 제 눈에는 예쁘고 귀여워서 그렇게 심각하게 생각을 못했습니다. 그냥 운동만 시키면 되는 걸까요? 아니면 병원에서 검사와 치료를 받아야 할까요?

예쁘고 귀여운 8살 아드님을 두셨군요. 이 또래 아이들의 경우 아직 어리기 때문에 '젖살은 다 빠진다', '어릴 때 살은 나중에 다 키로 간다', '괜히 다이어트로 스트레스 주지 말라'는 이야기가 아직은 많지요? 하지만 체질량지수의 백분위수가 나이, 연령 기준으로 95백분위수 이상인 소아청소년 비만에 해당한다면, 포괄적인 평가와 치료가 필수적입니다. 소아청소년 비만은 성인 비만으로 이어지기 쉽고, 고혈압, 당뇨, 고지혈증, 지방간, 대사증후군 등 여러 동반질환을 유발할 가능성이 크기 때문입니다. 아드님의 경우 체질량지수는 $31.25kg/m^2$으로 2017 소아청소년 성장도표에서 99백분위수를 넘는 고도비만에 해당하는 수치입니다. 따라서 평가와 치료가 꼭 필요한 상황이라고 할 수 있습니다.

우선 식사, 신체활동, 앉아 있는 시간 등 전반적인 생활 패턴과 아이의 치료에 대한 동기를 점검하고, 출생시 체중 등 출생력, 발달력, 가족력, 동반질환력, 약물 복용력 등을 확인해야 합니다. 혈액검사를 통해 당뇨, 고지혈증, 지방간 등 동반질환이 있는지 선별검사를 시행해야 합니다.

치료는 체중 감량을 목표로 식사치료, 운동치료, 행동치료 등 포괄적 생활습관 교정을 먼저 집중적으로 해야 합니다. 소아청소년과 또는 정신건강의학과 의료진과 함께 에너지 섭취 및 운동량의 목표를 설정한 후, 아이와 함께 식사일기과 운동일기를 함께 작성합니다. 이를 통해 비만을 초래하는 환경적 자극을 파악했다면, 이를 조절하는 것이 중요하겠습니다. 예를 들어 가족의 식사 시간이 불규칙했다든가, 아이 손이 쉽게 닿는 곳에 살찌는 음식이 있었다든가, 가족 간 부적절한 음식 이야기를 자주 해왔다면 이를 교정하는 것만으로도 큰 효과를 볼 수 있습니다. 또한 소아청소년 비만에서 부모의 역할에 대한 교육을 받는 것이 도움이 될 수 있습니다. 저학년 아이일수록 가족의 역할이 중요하기 때문에, 부모가 본보기가 되어 식습관과 생활습관 개선을 위해 함께 노력하는 모습을 보이는 것이 반드시 필요하겠습니다.

Q) 다이어트를 하는 중학교 3학년이에요. 사춘기에 다이어트하면 키가 안 크나요? 청소년이라 키도 커야 할 것 같아서 아침과 점심은 그냥 먹고 저녁은 굶고 있는데, 어떤 식단이 좋을까요? 또 운동은 어떻게 하는 게 좋을까요?

다이어트 때문에 키가 자라지 않을까봐 걱정이 되시는군요. 네, 맞습니다. 청소년기는 성장 발달이 이루어지는 시기로, 금식이나 절식 등 굶는 방식으로만 다이어트를 하게 되면 성장 발달이 저해될 수 있습니다. 키가 더 이상 자라지 않을 수도 있고, 그 외 2차 성징이나 뇌 발달에도 악영향을 끼칠 수 있습니다. 뿐만 아니라 이러한 다이어트는 단기적으로는 체중을 줄일 수 있지만, 지속되기가 어렵습니다. 장기적으로 보면 결국 빠진 살이 다시 돌아오고 오히려 다이어트 이전보다 더 찌게 되어, 폭식을 촉발시키는 강력한 방아쇠가 됩니다. 따라서 무조건 굶기보다는 규칙적인 식사를 통해 균형적으로 영양을 섭취하고, 생활습관 개선과 운동을 통해 효과적으로 에너지를 소모하는 것이 필요하겠습니다.

우선 병원에 내원하여 소아청소년과 또는 정신건강의학과 의료진과의 상담을 통해 나의 건강 상태를 파악해보고, 체중 조절에 대한 현실적인 목표를 설정해봅시다. 연령과 키, 체중에 맞게 계산한 에너지요구량에 맞게 함께 식단을 짜보고, 특히 피해야 할 음식과 비교적 자유롭게 먹어도 될 음식들에 어떤 것들이 있는지 알아봅시다. 이상적인 식사란 세끼에 열량이 균등하게 배분된 식사와 약간의 간식입니다. 세끼 식사는 단백질, 탄수화물이 영양상 균형이 잡혀 있어야 합니다. 또 식사일기를 통해 나의 식습관을 파악하고, 잘못된 식습관에 영향을 미치는 생각, 감정 및 외부적 요인들이 어떤 것들이 있는지 함께 점검해보는 것도 필요하겠습니다.

또 운동량의 목표를 정하고 운동일기나 어플 등을 이용해서 잘 하고 있는지 점검하며, 목표를 달성했을 때 스스로에게 작은 보상을 주는 것도 도움이 되겠습니다. 최소 주 3~5회 유산소운동을 하는 것으로 목표를 정하고, 처음에는 가벼운 운동을 하루 20~30분씩 하는 것으로 시작해서, 점차 50~60분으로 늘려가고, 그 후에 강도를 높이는 것이 효과적입니다. 유산소운동뿐 아니라 스트레칭과 근력운동을 섞어서 하는 것이 가장 좋습니다. 근력이 부족하다면 집에서 윗몸일으키기 또는 벽에 대고 앉았다가 일어서기를 하거나, 가벼운 아령이나 탄력밴드를 이용해 간단하게 근력운동을 할 수 있습니다.

Q) 다이어트를 한 지 2달이 되어가는데, 배는 안 고픈데 단 음식을 입에 자꾸 넣고 싶어요. 배가 고프지 않은데 뭔가 먹고 싶은 이유가 뭔가요? 음식 중독인가요?

단 음식은 탄수화물이 많이 들어 있는 음식들이며, 탄수화물 중에서도 흡수가 매우 빨리 되는 단당류로 구성되어 있습니다. 단 음식을 먹으면 기분이 일시적으로 좋아지는 효과를 얻을 수 있습니다. 영화나 드라마에서 연인과 이별하고 집으로 돌아와 엉엉 울면서 아이스크림을 큰 숟가락으로 퍼먹는 장면을 보셨을 겁니다. 탄수화물은 우리 몸의 중요한 에너지 공급원입니다. 탄수화물의 섭취를 극단적으로 제한하면, 우리 몸은 생존을 위해 탄수화물을 갈구하는 상태가 되는 겁니다. 또한 탄수화물은 뇌의 중요한 에너지 공급원이기도 해서 탄수화물 부족은 우리의 뇌를 우울한 상태로 만들 수도 있습니다. 그렇기 때문에 우리 몸은 살아남기 위해 단 음식을 찾게 됩니다.

다이어트를 하면서 대사효율이 낮아진 몸에 흡수가 빠른 단 음식이 들어가게 되면 체중 감량에 실패할 수밖에 없고 심한 경우 요요현상이 오게 됩니다. 단 음식이 먹고 싶을 때는 사탕이나 아이스크림 같은 가공식품을 먹는 것보다는 과일 등의 단맛이 나는 자연식품을 섭취하기를 권합니다. 음식을 무조건 줄이는 것이 아니라 매 끼니를 건강한 식단으로 챙겨 먹으면서 체중 감량을 시도하셔야 실패 없는 다이어트를 할 수 있습니다.

Q) 고 3 여학생이고, 155cm에 85kg으로 고도비만입니다. 몸이 피곤하고 아파서 살을 빼야 한다는 것을 알지만, 몸이 따라주지 않아 운동을 하기 힘

들어 막막합니다. 제 신체조건으로 아무 운동이나 시작하면 허리나 무릎 관절에 무리가 가서 중간에 포기하게 될 것 같아요. 꾸준히 무리가 가지 않으면서 효과가 있는 운동으로 무엇이 있을까요?

운동에 익숙하지 않은 경우, 운동 때문에 내 몸에 무리가 될까봐 걱정할 수 있습니다. 올바른 운동법이 많이 알려져 있지 않았던 예전에는 '관절에 무게가 덜 실리도록' 물속에서 할 수 있는 수영이나 아쿠아로빅이 유행하기도 했습니다. 정답을 말씀드리자면 운동의 종류는 깊이 고민할 필요가 없습니다. 그 어떤 운동이라도 흥미와 호기심이 생기는 것을 선택하면 됩니다. 그리고 '낮은 강도로 시작해서 천천히 끌어올린다'는 운동처방의 대전제를 지키면 됩니다. 해당 운동을 잘 알고 있는 지도사의 도움을 받는 것을 추천드립니다. 몸이 상하지 않으면서 즐거운 마음으로 체중 관리를 할 수 있을 것입니다.

Q) 40대 남자입니다. 뱃살이 안 빠져요. 큰 키에 팔다리는 가늘고 배만 볼록 나온 올챙이 체형의 마른비만입니다. 운동과 식단 조절을 하며 2kg 감량하고 근육도 생긴 것 같은데, 뱃살은 전혀 빠지지 않아요. 효과적인 운동 방법이 있나요?

아쉽게도 뱃살, 복부에 한정된 지방 감소를 목표로 하는 '운동 방법'은 없습니다. 하지만 중강도 이상의 근력운동과 유산소운동을 병행한다면 근육량과 안정시 에너지소비량이 늘어나고, 복부를 포함한 체지방 또한 반드시 줄어들 것입니다. 복부비만을 막기 위해서는 혈중 지방산 상승에 직접적으로 영향을 주는 음주, 설탕 함량이 많은 간식 섭취를 반드시 줄여야 합니다.

Q) 제가 세끼를 꼬박 먹는데, 걷는 걸 좀 많이 했더니 살이 계속 빠집니다. 지금도 너무 말라서 살을 더 빼면 안 되거든요. 그런데 아침에는 입맛도 없고 해서 이제 하루 두 끼만 먹으려고 하는데, 하루 두 끼만 먹어도 살이 안 빠지면서 근육량을 늘릴 수 있는 운동을 찾고 있습니다. 어떤 운동이 좋을까요?

호환마마보다 무섭다는 '근손실'을 경험하고 계십니다. 섭취하는 영양소가 적은데 활동량이 많으면 신체 구성요소인 근육량은 당연히 줄어들 수밖에 없습니다. 근육량을 늘리기 위해서는 매일 체중 1kg당 1.6~1.7g의 단백질 섭취가 권장됩니다. 근성장을 위해 중강도에서 고강도의 저항성 근력운동을 일주일에 2~3일 유지해주십시오. 근육군별로 2~4세트, 세트당 8~12회씩 수행하면 됩니다. 약간의 과부하가 걸리는 정도의 운동이 근성장에 좋습니다.

Q) 현재 다이어트 중인 키 176cm의 비만 여성입니다. 제 기초대사량을 계산해서 매일 그 값보다 적게 먹으면서 운동도 하고 있는데요. 이렇게 하면 몸무게가 빠져야 하는데, 오히려 어제에 비해 0.3kg가 쪘습니다. 기초대사량보다 적게 먹는데 몸무게가 늘어나는 이유가 무엇인가요? 그리고 기초대사량은 어떻게 높이나요?

신체활동수준에 따른 에너지요구량 추정치(EER, estimated energy requirement)를 계산해보는 것이 필요합니다. 섭취하는 열량을 충분히 조절하고 있다면, 체중 조절에 필요한 활동량이 부족할 수 있습니다. 운동을 시작한 지한 달이 되지 않았다면, 수분과 근육을 포함한 신체 구성의 변화에 의해 체중이 일시적으로 늘어날 수 있습니다. 신체 조성의 변화가 1개월 정도 나타난 뒤, 운동으로 소모하는 열량만큼 체중이 줄어들기 시작할 것입니다. 운동을 시작하고 1~2주 사이에 에너지 대사를 위해 약 0.45kg, 500mL 정도의 혈액이 일시적으로 늘어날 수 있습니다.

Q) 식단과 운동을 병행하면서 7일 만에 79kg에서 74kg까지 빠졌습니다. 그런데 그 이후 2주 동안 계속 식단과 운동을 똑같이 병행하고 있는데도 74~75kg에서 빠지지 않고 그대로입니다. 이렇게 다이어트 정체기가 오면 어떻게 해야 하나요? 2주 동안 몸무게가 그대로라 의욕이 없어져요.

7일 동안 굉장히 빠른 속도로 빼신 후 정체기라 많은 혼란을 느끼고 계시는군요. 어떠한 식단과 운동을 병행하는지는 확인되지 않아 정확하게 말씀드릴 수는 없지만, 첫 일주일간의 체중 감량 속도가 좀 빨랐던 것이 문제일 수가 있습니다.

지방은 1g당 9kcal에 해당해요. 그렇다면 1kg의 지방은 9,000kcal에 해당한다고 생각할 수 있을 것입니다. 그러나 지방조직에는 수분, 단백질, 무기질 등이 소량 함유되어 있어 실제로 1kg의 지방은 7,700kcal로 추정할 수 있습니다. 즉 7,700kcal를 소모하면 체지방 1kg을 뺄 수 있어요. 질문자는 첫 7일간 5kg을 감량하였으니 7일간 38,500kcal를 소모한 것이라고 볼 수가 있어요. 이는 대략 걷기 195시간, 수영 80시간, 계단 오르기 105시간에 해당됩니다. 필요한 양의 식사는 규칙적으로 하고 운동만으로 38,500kcal를 감량하는 건 거의 불가능에 가깝겠죠.

이제 음식을 볼까요? 쌀밥 3공기는 1,100kcal이니 7일 동안 쌀밥을 전혀 안 먹으면 7,700kcal를 줄일 수 있어요. 7일간 쌀밥을 아예 먹지 않아도 30,800kcal나 더 줄여야 합니다. 계란으로 계산해보면 38,500kcal는 거의 500개에 육박하는 어마어마한 양입니다. 이제 5kg을 감량하는 것이 얼마나 대단한 일인지 실감이 나시나요? 의학적 자문과 처방 없이 체중을 줄이고자 한다면, 일주일에 체지방 1kg 감량이 최대 권장치라고 합니다. 권고사항은 1일 결손 칼로리를 550kcal로 만들어 7일간 0.5kg씩 체중 감량을 하는 겁니다. 질문자는 감량 속도가 약간 빠른 경향이 있었지만, 몸에 무리가 없었다면 진짜 대단한 감량을 하신 겁니다. 그러니 정체되어도 너무 실망하실 필요는 없습니다.

Q) 일주일 동안 물만 마시는 다이어트를 하면 살이 빠질까요? 몇 칼로리까지 허용해도 될까요? 디톡스 다이어트, 레몬즙 다이어트처럼 극단적으로 절식을 하면 다이어트 효과가 더 좋은가요?

극단적인 다이어트는 권장하지 않습니다. 탄수화물을 충분히 섭취하지 못하여 포도당이 부족하면 몸은 근육조직인 단백질을 분해하여 포도당을 합성해요. 이러한 상태가 지속되면 근손실이 발생합니다. 이에 미국에서는 탄수화물 섭취 권장량 대신, 혈당을 안정적으로 유지하면서 몸에 부작용을 일으키지 않는 1일 130g으로 최소섭취량을 정하고 있습니다. 왜냐하면 몸의 주요 기관인 뇌, 근육, 적혈구 등에서 탄수화물을 에너지원으로 사용하기 때문입니다. 몸은 저혈당일 때 어지럼, 떨림과 같은 증상을 보이면서 일정량의 탄수화물을 섭취해달라고 신호를 보냅니다. 다이어트 때문에 주요 기관의 기능이 떨어지는 건 올바른 방법이 아닙니다.

Q) 다이어트 중인 중학교 1학년입니다. 다들 굶는 다이어트가 안 좋다고 하던데, 저에게는 굶는 다이어트가 효과가 엄청 좋아요. 전에도 굶는 다이어트를 한 적이 있었는데 요요현상도 안 왔거든요. 굶는 건 하나도 안 힘들더라고요. 저 같은 체질이면 굶는 다이어트를 계속 해도 되는 건가요?

요요현상은 감량한 체중이 유지되지 못하고, 체중이 증가와 감소를 반복하는 것을 말합니다. 전에도 굶는 다이어트를 하셨었는데 지금도 다이어트를 하신다면, 모르는 사이에 요요가 왔을 가능성이 높습니다. 단기간의 급격한 감량은 뇌에서 일어나는 호르몬 분비에 영향을 끼치는데, 극단적으로 체중을 감량할수록 식욕 관련 호르몬 분비에 이상이 생기고 식사량이 늘어나기도 합니다. 실제로 우리 몸은 체중을 잃을 상황이면 신진대사율을 낮추어 체중을 회복하도록 되어 있습니다. 즉 우리가 극단적으로 다이어트를 하면 우리 몸은 이상 신호를 느껴 최소한의 음식만 들어와도 지방으로 축적시키려 노력합니다.

질문자의 경우 요요현상이 안 오는 체질이라기보다는 운동이나 활동량이 과도하여 상대적으로 음식 섭취량이 적은 것일 수 있고, 아니면 오히려 식습관이 편중되어 있을 가능성이 있습니다. 참고로 요요현상의 가장 큰 원인은 '극단적인 다이어트'입니다. 미국 심리학협회에서 31건의 다이어트를 연구하고 2년 후에 재조사한 결과, 3분의 1은 다이어트 전보다 더 많은 체중을 기록하였고, 3분의 1은 다이어트 이전과 몸무게가 같았으며, 나머지 3분의 1만 체중 감소를 기록하였습니다. 또한 미국의 유명한 다이어트 TV쇼인 〈도전! FAT 제로〉의 출연자 14명은 모두 요요현상을 겪고 있고, 심지어 이전보다 체중이 더 늘어난 경우가 많습니다. 그러니 체중변화를 정확히 계획하여 다이어트를 하시고 평소보다 열량을 500~1,000kcal 적게 섭취하는 것이 바람직합니다.

사춘기의 특성상 자신감 있고 나만의 독특한 방식이 있을 수 있음을 인정합니다. 그래도 많은 사람들에게 효과 있고 입증된 지침을 따르시면 장기적으로 안전하고 빠른 방법으로 다이어트를 성공하실 수 있습니다. 더구나 중학교 1학년이라면 아직 성장기이니 인근 병원에서 정확한 평가 후에 체중 조절 진단을 받기를 권합니다.

Q) 하루 한 끼만 먹는 절식 다이어트를 했습니다. 토마토 1.5~2개에 얼음과 꿀 한 스푼을 넣고 갈아서 만든 주스를 15일간 마신 결과 10kg이 빠졌는데요. 절식 다이어트를 하면 요요가 잘 오나요? 요요가 안 오려면 어떻게 해야 하나요?

말씀하신 절식 다이어트는 극단적인 다이어트이고, 이는 반복할수록 오히려 요요현상을 일으킬 수 있는 가장 쉬운 길이기도 합니다. 요요현상이 덜 일어나게 하려면 몸이 체중변화를 눈치채지 못하게 다이어트를 정말 천천히 해야 합니다. 비만병원에서 근무할 때도 항상 환자분들에게 체중 감량보다 요요현상 조절이 더 중요하고 어려운 일이라고 말씀드리곤 했습니다.

실제로 비만치료 환자분들은 급격히 뺄수록 요요현상이 잦았고, 요요현상 때문에 수년간 병원에 내원하시기도 하셨습니다. 그래서 체중 감량을 결심하셨다면 체중 변화에 최소 6개월을 계획해야 하고 욕심을 내지 않는 게 중요합니다. 처음에 오신 분들은 대부분 "나는 오래 하는 거 자신 없고 빨리 빼서 그 뒤로 잘 유지하겠다"고 말씀하시며 굳건한 의지를 보이십니다. 그런데 체중 감량과 요요현상은 의지의 문제가 아닙니다. 의지와 다짐을 해도 우리 몸이 반드시 이깁니다. 그렇게 되어야 정상이기도 합니다. 그러니 욕심내지 않고 천천히 했을 때 건강하게 오래 유지할 수 있습니다.

첫째, 한 달에 2~3kg 감량하고, 6개월간 체중의 10% 정도 감량하는 것을 목표로 하는 것이 적절하고 장기적인 효과도 좋습니다. 무조건 굶는 것보다 하루에 한 끼는 충분히 드시고 나머지 식사 시간은 칼로리가 적은 음식으로 천천히 씹어 드시면서 공복을 줄이는 것이 좋습니다. 중간에 간식을 먹고 싶다면 오이, 당근 등의 채소를 드레싱 없이 먹거나, 열량이 낮고 맛있는 토마토 등을 먹으면 효과적으로 허기를 줄일 수 있습니다.

둘째, 체중 감량에서 식이 조절이 최우선이었다면, 운동으로 체중을 유지하는 것이 두 번째로 중요합니다. 이상적인 다이어트는 체지방을 감량하고 근육량은 보전해야 하는데, 다이어트를 하면 근육이 줄어드는 것이 필연적으로 동반됩니다. 일단 뇌는 우리 체중의 2%밖에 차지하지 않지만 몸 전체 에너지의 20%를 소모하고, 탄수화물만을 에너지원으로 씁니다. 그런데 다이어트 시 탄수화물 섭취가 줄어들게 되니 뇌는 근육을 분해하여 탄수화물로 전환시켜 에너지원으로 쓰기 때문에 근손실이 일어납니다. 단백질 섭취가 부족해도 근손실이 생길 위험성이 높아집니다. 운동 없이 식이조절만 하거나 약한 강도의 유산소운동만 하는 경우에도 근손실의 위험성이 있습니다.

그런데 근육은 1kg당 약 14kcal를 소비하지만 지방은 1kg당 4kcal밖에 태우지 않으니, 근손실이 있으면 쉬고 있을 때도 기초대사량이 줄어들게 되고 적게 먹어도 살이 찌는 마법 같은 일이 일어나게 됩니다. 반대로 운동으로 근육이 생기고 기초대사량(생물체가 생명을 유지하는 데 필요한 최소한의 에너지 양)이 높아지면 같은 양을 섭취해도 이전보다 지방으로 축적되는 영양소의 비중이 줄어듭니다. 5교시 운동요법 부분을 자세히 참조하시고 유산소운동 80%와 근력운동 20% 비율로 하루 30분 이상, 주 5일 이상을 하시길 바랍니다.

Q) 저탄고지나 간헐적 단식처럼 더 좋은 특정 다이어트 방식이 있을까요? 먹는 음식의 종류와 시간을 꼭 지켜야 살이 빠질까요?

다이어트의 방식은 시대에 따라 다르고 유행도 다릅니다. 또한 이러한 다이어트 체중 감량의 가장 중요한 요소는 자신의 영양상태에 알맞게 장기적으로 지속가능한 방법을 선택하는 것입니다. 다만 저탄수화물 식사와 저지방 식사의 체중 감량 효과가 적정 비율 식사에 비해 우수하므로 장기간 지속할 수 있다면 저탄수화물 식사 또는 저지방 식사를 고려할 수 있겠습니다. 또 다른 메타분석 연구결과에 따르면 저지방 식사에 비해 저탄수화물 식사의 감량 효과가 약 2kg 정도 우월하다는 결과도 있습니다. 앞의 내용에서 나온 여러 다이어트 방식 중에, 자신에게 가장 적합한 다이어트 방식을 택하시는 것이 좋겠습니다.

다이어트 제1원칙은, 체중 감량을 위해 먹는 음식의 종류와 시간보다는 에너지 섭취를 줄여야 하고, 에너지 제한 정도는 개인의 특성 및 의학적 상태에 따라 개별화하라는 권고를 따라야 한다는 것입니다. 6교시 식사요법에서 다룬 것처럼, 우리에게 어떤 영양소가 중요하고 필요한 것인지는 이제 잘 알 것입니다. 이를 유의해서 실천하면 좋습니다.

시간을 지키는 것은 식습관 유지나 꾸준한 운동에 중요하다고 할 수 있겠습니다. 현실적인 목표를 설정한 다음에 규칙적인 생활습관을 만들어봅니다. 이를테면 배가 부를 때 장을 보러 가서 합리적으로 음식을 선택하고, 정해진 시간에 정해진 양을 먹는 식입니다. 이러한 작은 습관 변화가 별것 아닌 것처럼 보이겠지만, 큰 효과를 발휘할 수 있습니다.

밤에 야식을 먹지 않는 것도 중요합니다. 우리의 생체 주기는 낮에 활동하고 밤에 잠을 자게 되어 있습니다. 그런데 밤에 숙면을 취하지 않고 낮밤이 바뀌는 생활을 하게 되면, 식욕 억제 호르몬인 렙틴이 줄고 대신 스트레스 호르몬인 코티졸이 비정상적으로 분비되어 식욕이 증가하고 비만이 악화되기도 합니다. 똑같은 종류의 음식을 먹더라도 늦은 밤에 먹게 되면 칼로리를 에너지원으로 소비하지 않고 지방으로 축적하게 됩니다. 또한 야식의 대부분은 고칼로리 음식인 데다가 배달 음식은 최소 주문 비용이 있으니 더 많은 양을 시키게 되는 일이 다반사고, 먹고 나서 후회한 경험들이 많으실 겁니다. 불면증이나 수면 부족이 과식을 유발하고 체내 복부 지방을 쌓이게 하는 주범이 될 수 있으니, 되도록 규칙적이고 충분한 수면을 취하실 것을 권유드립니다.

마지막으로 식이 조절이나 운동 관련 앱을 사용하고 음식일기를 작성할 것을 권합니다. 이렇게 함으로써 체중 관리를 스스로 자체 모니터링을 하게 되고, 스스로를 관리하는 생활습관을 가질 수 있게 됩니다.

Q) 오랫동안 식욕억제제(펜터민)를 복용해왔습니다. 처음에는 식욕 억제

효과가 좋더니 이젠 같은 양을 복용해도 오히려 살이 쪄서 복용량이 늘어나고, 약을 중단하니 무기력하고 졸음이 쏟아져요. 이런 부작용이 적은 식욕억제제가 있을까요? 부작용 없이 식욕을 억제하는 방법을 알려주세요.

부작용이 적은 식욕억제제는 존재할 수 없습니다. 펜터민의 경우 3개월 이상 복용 후에는 의존 효과가 커져 같은 양이어도 효과가 덜 나타나고 양을 늘려야 하는 문제가 있습니다. 마찬가지로 갑자기 약을 중단하면 반동성 폭식이나 우울감, 무기력감, 졸음 등의 부작용을 더욱 유발할 수 있습니다. 식욕억제제를 고집하지 않는다면 장기처방이 가능한 약제와 비만치료 보조약물들을 병합하여 식욕 억제 및 체중 감량 효과를 거둘 수 있습니다. 식욕억제제 부작용 때문에 중단을 고려하고 있음을 주치의와의 상담 때 말하고, 타 약제로 변경할 것을 권합니다.

Q) 2003년부터 현재까지 식욕억제제 중단과 복용을 반복하고 있습니다. 현재 상태는 식욕 조절도 체중 감량도 미미하지만, 휴약을 하면 식욕이 폭발해 제가 아닌 다른 사람처럼 변하니 어쩔 수 없이 약에 의존하게 됩니다. 중단하면 스트레스 때문에 폭음을 하는 문제도 있습니다. 식욕억제제를 끊을 수 있을까요? 어떻게 하면 약을 끊고 스스로 조절할 수 있을까요?

식욕억제제는 중추신경계 자극제 계통일수록 천천히 용량을 감량하며 중단하여야 하고 급작스러운 중단은 오히려 반동성 폭식을 유발할 수 있습니다. 휴약기간에 식욕이 폭발한다면 식욕억제제 계통을 줄여나가며 리라글루티드 등의 비중추신경계 자극제 계통으로 변경하는 시도를 해보는 게 좋습니다. 또한 폭식과 폭음의 원인이 스트레스 때문이라면 스트레스의 원인을 알고 이에 대한 대응방법을 강구하는 것 역시 도움이 됩니다.

직장, 인간관계, 경제적인 상황 등 스트레스를 유발하는 원인은 개인마다 다르며 스트레스에 대처하는 대응방식 또한 다르기에, 본인에게 맞는 스트레스 해소 방법(예를 들어 운동, 친구들과의 만남, TV 시청) 등을 모색해야 합니다.

스트레스가 적절히 해소되지 않아 점점 더 우울감이 느껴진다면 정신건강의학과에 내원하여 전문의와 상의하는 것이 필요합니다. 스스로 식욕을 조절하는 데는 규칙적인 생활과 균형 잡힌 식단이 필수적입니다. 비만클리닉에 내원하시는 환자분들을 보면 대부분 낮과 밤이 바뀐 생활을 하거나 제대로 된 식사를 하지 않고 과자나 단 음료수로 허기를 채우시다가 늦은 밤에 폭식을 하는 경우가 많습니다. 식단을 엄격하게 제한하지 않더라도 정해진 시간에 식사하고 일찍 잠자리에 드는 습관을 들인다면, 식욕조절에 큰 도움이 될 수 있습니다.

Q) 우울증과 불면증으로 치료받고 있습니다. 하루 한 번 약물을 복용하는 중이에요. 스트레스를 받으며 식욕 조절이 안 되어서 체중이 증가했고 자신감도 많이 떨어진 상태입니다. 살을 빼고 싶은데 잘 되지 않아서 속상합니다. 우울증 치료를 받으면서 식욕도 조절할 수 있을까요?

우울증과 불면증은 비만과 흔히 공존하는 질환입니다. 우울한 감정을 맛있는 음식을 먹었을 때 느껴지는 행복감으로 해소하는 습관을 가지신 분들은, 스트레스를 받은 날 집에 와서 폭식으로 이를 해소하는 경우가 많습니다. 이후 밀려오는 자괴감 및 체중 증가로 인해 자존감이 떨어지고 우울감이 더욱 악화됩니다. 또 낮에 식욕 조절을 잘 하다가도 밤에 잠이 오지 않아 공복과 불면으로 힘들어 폭식으로 이어지는 생활습관도 많이 있습니다.

이럴 경우 선택적 세로토닌 재흡수 억제제 중 비만치료에 도움이 되는 약물로 알려진 플루옥세틴, 설트랄린, 플루복사민 등의 복용을 통해 우울감 호전 및 식욕 저하 효과를 거둘 수 있습니다. 또한 수면에 영향을 주지 않는 리라글루티드를 늦은 오후나 저녁에 주사함으로써 야간 폭식을 막는 데 도움이 될 수 있습니다. 불면증 치료로 쓰이는 졸피뎀이나 벤조디아제핀 계열은 공복인 상태로도 잠을 이루게 하여 도움이 될 수도 있지만, 잠이 들지 않는 경우에는 대뇌의 억제 기능을 탈억제시켜 야간 폭식을 유발할 수 있으므로 조심스럽게 접근해야 합니다.

Q) 식욕 조절이 안 돼요. 저는 위가 좋지 않아서 폭식이나 과식을 하면 안 되는데, 오늘 하루 종일 참다가 저녁에 진공청소기처럼 먹었어요. 생활습관을 어떡해야 할까요? 방법 좀 알려주세요.

생활습관을 변화시키려면 먼저 나의 생활습관과 거기에 영향을 미치는 요소를 꼼꼼히 살펴봐야 합니다. 심리치료에서는 이를 '모니터링'이라고 합니다. 흔히 알려진 식사일기처럼 한꺼번에 몰아서 쓰는 것이 아니라 실시간으로 관찰하고 기록하는 것이 특징입니다. 먹는 상황(시점이나 장소 등), 먹은 음식과 에너지량, 먹기 전후와 먹는 동안 들었던 생각이나 감정, 충동 같은 것들을 함께 모니터링하고 나면 내가 폭식하거나 과식하는 패턴을 확인할 수 있습니다. 패턴을 확인하게 되면 어느 부분을 내가 조절할 수 있을지 발견해 변화를 시도할 수 있을 것입니다. 모니터링을 실천하고 효과적으로 변화시킬 수 있는 핵심이 무엇인지 확인하는 데는, 전문가의 도움을 받는 것도 좋은 방법입니다.